脑卒中
重症管理

Critical Care Management of Stroke

主编　潘速跃

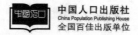
中国人口出版社
China Population Publishing House
全国百佳出版单位

图书在版编目（CIP）数据

脑卒中重症管理/潘速跃主编. -- 北京：中国人口出版社，2021.7
ISBN 978 - 7 - 5101 - 7892 - 4

Ⅰ.①脑… Ⅱ.①潘… Ⅲ.①脑血管疾病 - 险症 - 诊疗 Ⅳ.①R743

中国版本图书馆 CIP 数据核字（2021）第 077222 号

脑卒中重症管理

NAOCUZHONG ZHONGZHENG GUANLI

潘速跃　主编

责 任 编 辑	曾迎新	
责 任 印 制	林　鑫　王艳如	
出 版 发 行	中国人口出版社	
印　　　刷	天津中印联印务有限公司	
开　　　本	889 毫米 × 1194 毫米　1/32	
印　　　张	7.75	
字　　　数	161 千字	
版　　　次	2021 年 7 月第 1 版	
印　　　次	2021 年 7 月第 1 次印刷	
书　　　号	ISBN 978 - 7 - 5101 - 7892 - 4	
定　　　价	58.00 元	

网　　　址	www. rkcbs. com. cn
电 子 信 箱	rkcbs@126. com
总编室电话	(010) 83519392
发行部电话	(010) 83510481
传　　　真	(010) 83538190
地　　　址	北京市西城区广安门南街 80 号中加大厦
邮 政 编 码	100054

编委会

前　言

要降低脑卒中的致死率和致残率，重症脑卒中诊治能力的提高和规范化是必不可少的环节。重症脑卒中的诊治不仅需要掌握普通脑血管病的诊治要求，更重要的是要对并发症的防治和重要生理参数的综合管理具有很强的能力。因此，迫切需要制定出适合中国国情的重症脑卒中诊治规范。在国家卫生健康委脑卒中防治工程委员会脑卒中防治系列指导规范编审委员会的指导下，国家脑防委重症脑血管病专委会组织了全国相关专家，结合国内外循证证据、相关共识、指南和我国实际情况，反复讨论修改编写了本书。

全书分为综合管理、专科治疗及质量控制三个部分，共十六章，兼顾实用性、新颖性和可操作性，用于规范重症脑卒中的诊治。需指出，脑卒中治疗既需要遵循指南也需要个体化，国内外对重症脑卒中的研究也有限，本规范不能涵盖所有复杂的临床情况，不具有法律效力。本书也会随新的证据和共识而不断完善。建议在临床中根据实际情况，采用以本书为基础的个体化应用策略。

在《脑卒中重症管理》出版后，我们将随时根据新证据及大家反馈的意见对本书进行改进，希望大家能向我们反馈书中存在的问题及您对本书的建议，您的任何建议都是对我们莫大的支持和鼓励。

编　者

2020 年 1 月

目　录

1

第一部分

重症脑卒中的专科治疗

一、重症脑卒中的渗透性治疗

（一）渗透性治疗在脑疝时的应用

1. 指导规范

（1）渗透性治疗是脑疝的挽救性治疗措施，一旦发生脑疝应立即使用甘露醇或高渗盐。

（2）渗透性治疗是脑疝的临时性治疗措施，在使用渗透性治疗的同时应判断是否需要手术治疗；如果不采取手术治疗，应根据患者的临床、影像、现有治疗及效果等综合考虑是否需要联合采取其他治疗措施，如抬高床头（注意将患者头部保持居中位），保持正常体温，镇痛镇静，过度换气、巴比妥昏迷和低温治疗等。

（3）脑疝时，渗透性治疗药物的使用方法是：20%的甘露醇 0.5 ~ 1.0g/kg，加压静注；或使用高渗盐，高渗盐优选高浓度配方，如 23.4% 的高渗盐 30ml 或 10% 的高渗盐 75ml 静脉注射，甘露醇或高渗盐可以重复或两者联合使用。

2. 证据和指南

脑疝是重症脑卒中威胁生命的并发症，是需要紧急处理的急症。脑疝多是局限性或弥漫性脑肿胀或占位性病变导致颅内高压进行性发展的结果，也可以独立于颅高压。颅高压和脑疝的内科管理目标是降低颅内血容量、脑脊液

3

或脑组织（包括水肿的脑组织）的容积[1]。使用渗透性药物是颅高压和脑疝的主要内科处理措施，脑组织体积直接受到血浆渗透压的影响，当血管内外渗透压梯度加大时，有助于水向血管内移动，从而缩小脑组织体积，不过不完整的血脑屏障会影响渗透性药物的效果[2-4]，故渗透性药物对脑水肿的作用有限。

虽然由于血脑屏障的破坏，渗透性药物对病变脑组织的脱水效果有限，但由于对正常脑组织具有明显的脱水效果，故渗透性药物可以明显降低颅内压和纠正脑疝[1]。在脑外伤和幕上占位性病变的研究中发现[4]，50%~75%的脑疝是可以纠正的，但其长期预后受年龄、病因和后续治疗措施的影响。甘露醇和高渗盐的使用方法和临床特点见表1。

表1　甘露醇和高渗盐的比较[2,3]

	甘露醇	高渗盐
适应证	颅高压和脑疝	颅高压和脑疝
用量和用法	团注：0.5~1.0g/kg，15~20分钟内使用完，可4~6小时重复使用一次	团注：3%~23.4%的浓度均可使用，23.4% 30ml 或 10% 75ml 或 7.5% 100ml，10~20分钟使用完；3% 250ml，30分钟使用完，脑疝时优先使用高浓度配方。持续输注：3% 250~500ml，继而以3% 50~100ml/小时维持，使第一小时血钠升高5mmol/L，将血钠维持在145~155mmol/L
使用途径	外周静脉	浓度≥7.5%时需要使用中央静脉

	甘露醇	高渗盐
起效和有效时间	降颅压作用：数分钟起效，15~30分钟达峰，维持3~8小时。利尿作用：1~3小时起效，作用持续4~6小时	降颅压作用：快速起效，维持2~6小时
监测和维持目标	渗透压：300~320 mOsm/kg；渗透间隙（测量值与理论计算值之间的差值）维持低于55有助于预防肾功能损害，低于10时提示需要再次使用	血钠浓度（4~6小时测血钠一次），血钠可维持在145~155mmol/L，不建议血钠大于160mmol/L
慎用	肾功能障碍、心衰等	心衰、肝硬化、营养不良、慢性低钠血症等
BBB的通透性	反射系数：0.9	反射系数：1.0
摩尔渗透压浓度	20%：1100mOsm/L	3%：1026mOsm/L；7.5%：2565mOsm/L；23.4%：8008mOsm/L
对血容量的影响	降低血容量	扩张血容量
优缺点	在利尿作用出现前即快速降低颅内压；无须中心静脉置管；可降低血容量继而降低MAP和CPP；清除障碍可导致肾毒性；在病变脑组织由于BBB破坏可以积贮而加重脑水肿	23.4% 30ml立即降低颅内压，处理脑疝更快速；扩张血容量，可导致高血容量和肺水肿；高氯性酸中毒；在病变脑组织由于BBB破坏可以积贮而加重脑水肿；高渗性溶血；需要中心静脉插管；团注，尤其是23.4%的浓度可导致一过性低血压

	甘露醇	高渗盐
不良作用	肺水肿、肾功能障碍、心衰、低血压、高血钠、低血钾、低氯性碱中毒	短暂性低血压、静脉炎、电解质紊乱（高氯血症、低血钾、高血钠）、高氯性酸中毒、心衰、肺水肿、溶血性贫血、凝血功能障碍

一项对幕上占位性病变的前瞻性研究发现[5]，至少发生过一次脑疝且经治疗（甘露醇或高渗盐结合过度换气治疗）被成功逆转的 28 例患者中，16 例（57.1%）再次出现脑疝（平均时间 88.2 小时，4 例脑疝纠正），住院病死率为 60%，11 例存活，其中 7 例在平均 11 个月的随访中预后良好（Modified Rankin Scale，MRS < 3），但预后良好者病因主要为脑肿瘤和非外伤性脑出血，而脑梗死和脑外伤无一例达到预后良好。

一项对 27 例脑外伤后发生脑疝患者的 6 个月预后的回顾性研究发现[6]，16 例（59%）预后良好（Glasgow Outcome Scale，GOS，4 - 5），但在该组病例中 15 例（55%）为硬膜外或硬膜下血肿，20 例（74%）行手术治疗，4 名儿童中 3 名预后良好。在一项 68 例不同病因引起的小脑幕切迹疝的研究中[7]，23.4% 的高渗盐 30ml 或 60ml 注射，75% 的患者脑疝可以纠正，但生存出院的仅 22 例（32.4%），其中 5 例出院时 MRS 达 1~3 分，而 17 例出院时 MRS 为 4~5 分，也即虽然使用高渗盐 75% 的脑疝可以纠正，但出院时 MRS 1~3 分者仅占 7.4%。

大面积脑梗死导致预后不良的主要原因是进行性的脑

水肿导致的脑疝，2018 年 AHA/ASA（American Heart Association/American Stroke Association，AHA/ASA）指南[8] 推荐：小于 60 岁的大面积脑梗死患者在内科治疗后神经系统仍有恶化者，应在发病 48 小时内行手术治疗（IIa，A）；而大于 60 岁的患者手术治疗（IIb，B - R）可降低 50% 的病死率，但术后生存的患者在 12 月时达到中度致残者（MRS = 3）仅占 11%，没有患者能达到独立生活的能力（MRS≤2）；最佳的手术时机目前尚无定论，但推荐以意识水平的下降作为判断标准（IIa，A）。

虽然渗透性治疗没有改善大面积脑梗死预后的证据[9]，但多项权威指南[8-10]和 NCS（Neurocritical Care Society，NCS）[11]均推荐在患者出现意识水平下降、瞳孔不等大、对光反射迟钝或消失时使用甘露醇或高渗盐治疗，但渗透性治疗应仅作为临时性的治疗措施，无论脑疝纠正与否均应立即判断是否需要手术治疗[9]。

渗透性治疗可以降低重症蛛网膜下腔出血（Subarachnoid Hemorrhage，SAH）患者的 ICP（Intracranial Pressure，ICP）和升高 CPP（Cerebral Perfusion Pressure，CPP），但缺乏渗透性治疗改善 SAH 患者预后的研究，尚无研究比较渗透性治疗与其他治疗对脑出血后脑疝的治疗价值，但根据渗透性治疗的作用机制，在获得进一步的研究证据之前，推荐在脑出血和 SAH 患者发生脑疝时使用渗透性药物[1]。

渗透性治疗仅是颅高压和脑疝的一项治疗措施，重症脑卒中患者在脑疝发生时除渗透性治疗外尚需重视脑水肿和颅高压治疗的其他措施。2017 年 NCS 制定了颅高压和脑疝的治疗流程，包括综合措施和逐步升级的三线治疗[11]。综合措施要求对颅高压和脑疝的患者，应对气道和循环情况进行评估；抬高头位在 30 度左右，并尽量保持头部为居中位，以利于静脉回流；尽可能减少升高颅压的各位刺激，如吸痰等；如果有发热，应尽量维持正常体温；应纠正低钠血症；使用等渗液体或高渗液体，避免使用低渗液体。一线治疗：使用渗透性治疗药物甘露醇或高渗盐，但不建议使血浆渗透压 > 320mOsm/kg，使用高渗盐时应每 4～6 小时监测血钠一次；存在脑积水患者，应行脑室外引流术；可以考虑行短暂的过度换气（2 小时），将二氧化碳分压控制在 30～35mmHg；如果颅压不能控制或脑疝不能纠正，应判断是否手术治疗，如果不采取手术治疗应进行下一级治疗。二线治疗：如果使用高渗盐治疗，应提高血钠水平，但不建议血钠超过 160mmol/L，如果颅压达到目标并保持稳定，应保持此时的血钠水平，直至脑水肿改善，血钠水平的维持可通过持续注射 3% 的 NaCl 来获得，并每 6 小时监测血钠一次；加深镇静程度，以降低脑代谢。三线治疗：巴比妥昏迷，达到颅压目标或在脑电监测下达到爆发抑制；低温治疗（将体温控制在 32～34℃）；过度换气，将 $PaCO_2$ 控制在 25～34mmHg（<6 小时）。颅高压的治疗目标是：ICP < 22mmHg，CPP > 60mmHg，但应根据患者的临床、影像和多模式脑监护情况进行调整，如患者 ICP > 22mmHg，CPP < 60mmHg，但患者清醒且无症状，则无须任何处理。

（二）渗透性治疗在颅高压时的应用

1. 指导规范

（1）渗透性治疗能够降低 ICP，但并无改善预后的可靠证据。

（2）渗透性治疗可以在 ICP 监测下实施，启动渗透性治疗的时机应根据 ICP，同时结合患者的临床、影像、多模式脑监护和患者病情的动态变化综合考虑。

（3）目前并无统一的 ICP 干预阈值，但在新研究发表之前，本规范建议 ICP < 15mmHg 时一般不需要启动渗透性治疗，而 ICP > 25mmHg 因与预后不良密切相关，应该启动渗透性治疗。而 ICP 在 15～25mmHg，建议结合临床、影像、多模式脑监护和患者病情的动态变化综合考虑。

（4）无 ICP 监测者应根据患者的临床、影像和多模式脑监护等综合考虑，尤其是患者病情的动态变化，当患者因脑组织肿胀导致病情进行性加重，如意识水平恶化或 GCS（Glasgow Coma Scale）运动评分下降 2 分或影像显示有明显中线移位等情况时，可以启动渗透性治疗。

（5）渗透性治疗是颅高压治疗的一部分，应根据患者的情况采取各种脑水肿和颅高压的治疗措施。

2. 证据和指南

2018 年 ESICM（European Society of Intensive Care Medicine，ESICM）《神经重症的液体管理共识》[10]回顾了渗透性治疗降低颅内压的研究，结果有关甘露醇降颅压的荟萃分析发现甘露醇平均可降低 ICP 10.9mmHg，基线 ICP 每增加 1mmHg，甘露醇的降颅压作用增加 0.53mmHg。有关高渗盐降颅压的荟萃分析发现，高渗盐平均降颅压 8.8mmHg，基线 ICP 与降颅压效果有关（斜率 0.343，p = 0.040）。提示无论是甘露醇还是高渗盐均可以显著降低颅内压，但 4 项 RCT（Randomized Controlled Trial，RCT）研究和 2 项观察性研究均未显示渗透性治疗可以改善预后。

颅内压为什么并不是一增高就需要降低，其主要原因是：1）降颅压治疗是对症处理，并非对因治疗；2）颅内压增高在一定的范围内有一定的代偿能力，不会立即引起脑灌注不足；3）降颅压措施有一定的副作用；4）如果导致颅高压的病因仍然存在，如脑水肿，当颅压降低时会引起静水压增高，颅内压很快可以反弹。因此降颅压治疗需要权衡利弊，并非所有的颅内压增高均需要处理[12-14]。

2016 年第四版的《重症脑外伤管理指南》将颅内压增高处理的阈值从第三版的 20mmHg 提高到了 22mmHg[15]。2018 年 ESICM《神经重症的液体管理共识》强烈建议神经功能恶化且 ICP≥25mmHg 时启动渗透性治疗，如果单纯以 ICP 来考虑建议使用渗透性治疗的颅压阈值是 25mmHg，而颅压在 15mmHg 以下强烈建议不启动渗透性治疗[10]。

单纯用一个 ICP 阈值能适应所有的患者吗？显然不是的，根据颅压和预后的关系，多数学者认为颅压低于 15mmHg 不需要启动降颅压措施，而颅压大于 25mmHg 因总是与预后不良相关，因此应该启动降颅压治疗。但颅压在 15～25mmHg，则应该结合其他资料综合考虑[12]：1）要根据影像资料了解颅内压增高的原因和程度，尤其是要了解有无手术指征；2）结合多模式监护，包括：脑氧饱和度、脑代谢、脑灌注等综合判断；3）动态观察处理后根据各项指标的优化情况进行判定。有关脑水肿和颅高压的相关共识或指南总结见表2。

（三）渗透性治疗在脑水肿时的应用

1. 指导规范

（1）不推荐渗透性治疗用于预防脑水肿和颅高压。

（2）不推荐将渗透性药物用于治疗单纯的脑水肿，渗透性治疗仅推荐用于因脑水肿引起的颅高压和脑疝。

2. 证据和指南

脑水肿和颅高压密切相关，但存在概念性的差异。脑水肿指脑组织的含水量病理性的升高，而颅高压是指颅内压力的异常升高。对于脑实质病变，颅高压常常是脑水肿进行性加重的结果，但并非所有的脑水肿均可导致颅高压，在颅内容积可以通过脑血容量和脑脊液的体积代偿之前，脑水肿通常不会引起颅内压力的显著增高。

缺血性脑水肿目前分为四种类型[16]，分别是细胞毒性、离子性、血管源性脑水肿和出血转化，细胞毒性和血管源性脑水肿是最主要的水肿类型。由于细胞毒性水肿时仅发生组织间液和细胞间的离子和水交换，因此不会导致脑组织肿胀。血管源性脑水肿是由于 BBB（Blood Brain Barrier，BBB）破坏而导致血管内蛋白和液体渗漏至脑组织，其标志是血浆蛋白的渗漏，在影像上可见脑组织明显肿胀，通常 BBB 破坏越明显，脑组织肿胀越明显。

表2 颅高压增高相关指导性文献

指导性文献	ICP监测与处理阈值	ICP增高内科治疗	ICP增高外科治疗	ICP增高一般处理
2014年伴肿胀的脑梗死和小脑梗死处理推荐意见[9]	不推荐常规ICP监测（Ⅲ,C）。幕上梗死应密切观察意识状态和瞳孔情况（Ⅰ,C），小脑梗死应密切观察意识状态和新的脑干症状（Ⅰ,C）。逐渐出现眼球固定和运动反应差变提示病情恶化（Ⅰa,C）。	不推荐预防性使用过度换气（Ⅲ,C）、渗透性利尿（Ⅲ）和在脑肿胀之前使用治疗性低温（Ⅱb,C）。低温,巴比妥昏迷和激素治疗伴肿胀的脑和小脑梗死证据不足（Ⅲ,C）。脑梗死患者因脑组织肿胀导致病情恶化时使用渗透性治疗是合理的（Ⅱa）	小脑梗死引起的阻塞性脑积水推荐EVD,但需尽快行减压手术（Ⅰ,C）。60岁以下,单侧MCA梗死,在发病48小时内行颅内科治疗后神经功能恶化,骨切除减压和硬膜扩大成形术术有效（Ⅰ,B）,延迟手术效果不明确,但强烈建议（Ⅰ,B）。优化的手术时机不清楚,以意识水平下降作为判断标准是合理的（Ⅱa,A）。60岁以上患者的手术效果和时机不清楚（Ⅱb,C）。在内科治疗后病情仍恶化的小脑梗死患者应行枕下去骨瓣减压和硬膜扩大成形术（Ⅰ,B）	维持正常二氧化碳分压（Ⅱa,C）;避免使用低渗溶液（Ⅲ,C）;血糖水平控制在7.8~10mmol/L（Ⅰ,C）;维持正常体温（Ⅱa,C）

续表

指导性文献	ICP监测与处理阈值	ICP增高内科治疗	ICP增高外科治疗	ICP增高一般处理
2015年脑出血指南[17]	GCS≤8,有脑疝临床证据,或严重的脑室内积血,或脑积水患者可以考虑ICP监测。依据脑血管自动调节功能将CPP维持在50~70mmHg(Ⅱb,C)	激素不推荐ICP的治疗(Ⅲ,B)	脑积水患者,尤其是存在意识障碍时,EVD是合理的(Ⅱa)。幕上血肿手术治疗可以作为一种挽救生命的措施(Ⅱb,C),可以降低昏迷、明显中线移位和内科治疗无效颅高压患者的病死率(Ⅱb,C)。小脑出血病情恶化或脑干受压或阻塞性脑积水患者应尽快行血肿清除术(Ⅰ,B)	治疗发热是合理的(Ⅱb,C) 应该监测血糖,高血糖和低血糖均应避免(Ⅰ,C)

续表

指导性文献	ICP 监测与处理阈值	ICP 增高内科治疗	ICP 增高外科治疗	ICP 增高一般处理
2016 年重症脑外伤管理指南[15]	ICP 和 CPP 监测:推荐重症 TBI 患者监测 ICP 和 CPP 以降低病死率(ⅡB)。ICP 处理阈值:>22mmHg(ⅡB);决策时需结合临床和 CT 综合判断(Ⅲ)。CPP 阈值:60～70mmHg,但最优化 CPP 阈值尚不明确(ⅡB);应避免通过输液和使用升压药将 CPP 维持在 70mmHg 以上(Ⅲ)	不推荐使用激素(Ⅰ);不推荐利用巴比妥诱导脑电爆发抑制以预防颅内高压(ⅡB);标准化内外科治疗后仍存在的难治性颅高压推荐大剂量巴比妥治疗(ⅡB);不推荐过度换气使 $PaCO_2$ ≤25mmHg 以预防颅高压(ⅡB)	推荐大面积额颞顶去骨瓣减压术(不小于 12cm × 15cm 或直径 15cm)(ⅡA),不推荐双额颞叶去骨瓣减压术(ⅡA)。GCS<6 的重症 TBI 患者可以在前 12 小时行 CSF 引流(Ⅲ),CSF 引流时零点对准中脑连续引流优于间歇引流(Ⅲ)	无

14

续表

指导性文献	ICP 监测与处理阈值	ICP 增高内科治疗	ICP 增高外科治疗	ICP 增高一般处理
2017 年 ENLS，颅高压和脑疝[11]	ICP 监测指征： TBI：GCS3～8，同时头颅 CT 异常或下列三项中有两项：年龄 > 40 岁，收缩压 < 90mmHg，去脑强直或去皮质状态。 非 TBI：昏迷，怀疑颅内压升高 ICP 和 CPP 处理阈值： ICP > 22mmHg，CPP：60～70mmHg	一线治疗：甘露醇和高渗盐溶液 ICP 均有效，短暂性（< 2 小时）过度换气（PaCO$_2$ 目标：30～35mmHg）。 二线治疗：提高血钠浓度，但不超过 160mmol/L，可团注或持续输注异丙酚（MV）。 三线治疗：巴比妥昏迷；低温（32～34℃）治疗；过度换气（PaCO$_2$ 目标：25～34mmHg），不超过 6 小时	急性阻塞性脑积水应行 EVD；有 EVD 时，若 ICP > 22mmHg 时可引流 CSF 5～10ml。 因脑组织肿胀导致病情恶化，经过选择的患者可能从手术减压中获益。在一线、二线或三线治疗后 ICP 仍不能下降时，均应结合头颅 CT 考虑是否采取手术减压，以挽救生命	头位抬高 30 度，头保持在中线；尽可能减少吸痰；保持正常体温，纠正低钠血症；避免使用低渗溶液，大剂量激素仅限于使用在脑肿瘤、脓肿和非感染性炎症引起的血管源性脑水肿

续表

指导性文献	ICP 监测与处理阈值	ICP 增高内科治疗	ICP 增高外科治疗	ICP 增高一般处理
2018 年神经重症患者的液体管理[10]	推荐神经功能恶化(定义为 GCS 运动评分下降 2 分,或瞳孔反射消失或不对称,或头部 CT 检查显示恶化),同时 ICP >25mmHg 时启动渗透性治疗(强烈推荐);不推荐 ICP >15mmHg 时启动渗透性治疗(强烈推荐);建议将 ICP >25mmHg 作为启动渗透性治疗的触发指标(弱推荐)		无	推荐使用晶体作为液体复苏(强)和维持(强)的首选液体 不推荐胶体、含糖溶液、低渗溶液或白蛋白作为液体复苏(弱 – 弱)和维护液体(强)
2018 年急性缺血性卒中患者的早期处理[8]	与 2014 年比较主要更新和新推荐内容:因脑组织肿胀导致急性严重病情恶化:推荐小脑梗死后阻塞性脑积水患者行 EVD,但是否行减压手术需根据脑梗死面积、脑干受压和内科治疗效果综合判断(Ⅰ,C – ED)。60 岁以上,单侧 MCA 梗死,内科治疗后神经功能仍恶化,在发病 48 小时内可行颅骨切除减压和硬膜扩大术,因为手术可以减少 50% 的病死率,生存者 MRS = 3 占 11%,但 MRS≤2 为 0(ⅡB,B – R)	可短暂使用过度换气(PaCO$_2$ 目标 30～34mmHg)(Ⅱa,C)。		

续表

指导性文献	ICP监测与处理阈值	ICP增高内科治疗	ICP增高外科治疗	ICP增高一般处理
中国专家共识[18],2018	临床和影像提示颅内压增高和显著颅内严重病变和显著病因和严重病变（专家共识，A级推荐）。根据病因和术前或术后推荐ICP处理阈值为15~30mmHg	可选择甘露醇或高渗盐降低颅内压（2级证据，B推荐；可选择苯巴比妥，硫喷妥钠降低ICP，不推荐使用芬太尼（2级证据，B推荐）；不推荐使用激素（1~3级证据，B推荐）；短暂过度通气（<60分钟），$PaCO_2$控制目标为30mmHg；低温治疗（2级证据，B推荐）	可根据ICP增高的病因行血肿清除、侧脑室穿刺引流，腰大池脑脊液引流，部分颅骨切除，脑组织切除术缓解难治性ICP增高（2~3级，B-C推荐）	头位抬高30度；适当镇静，控制躁动；在胸部物理护理时尽可能避免引起ICP升高；避免或降低腹压升高

注:EVD:external ventricular drains,脑室外引流,TBI:traumatic brain injury,脑外伤

17

然而，血脑屏障的完整性是渗透性治疗有效的先决条件[2-4]。根据 Starling 法则，液体移动主要与静水压、渗透压和毛细血管的渗透性相关。渗透性药物脱水的机制正是在血脑屏障完整的情况下，快速地注射使脑组织毛细血管内外的渗透压梯度加大，从而起到脱水的作用。但在病变脑组织，尤其是已经发生血管源性脑水肿的脑组织不可避免地存在 BBB 的破坏，因此在机制上，渗透性药物脱正常脑组织的水应该强于病变脑组织。从这个角度出发，渗透性治疗主要用于治疗颅高压，而不是脑水肿。

2014 年 AHA/ASA 伴脑组织肿胀的小脑和大脑梗死处理的科学声明中特意指出，幕上半球梗死的患者因脑肿胀导致临床恶化，如果没有颅内压增高，降颅压措施并不能获益；在早期头颅 CT 显示脑肿胀的患者，没有足够证据推荐甘露醇或高渗盐作为临床恶化的预防措施，因此不推荐脑肿胀之前预防性地使用渗透性治疗（III，C）[9]。

参考文献

［1］Kalanuria AA, Geocadin RG, Püttgen HA, et al. Brain code and coma recovery：aggressive management of cerebral herniation ［J］. Semin Neurol, 2013, 33 (2)：133 –41.

［2］Fink ME. Osmotherapy for intracranial hypertension：mannitol versus hypertonic saline ［J］. Continuum (Minneap Minn), 2012, 18 (3)：640 –54.

［3］Witherspoon B, Ashby NE. The Use of Mannitol and Hypertonic Saline Therapies in Patients with Elevated Intracranial Pressure：A Review of the Evidence ［J］. Nurs Clin North

Am, 2017, 52 (2): 249 - 260.

[4] Cadena R, Shoykhet M, Ratcliff JJ. Emergency Neu-
rological Life Support: Intracranial Hypertension and Herniation
[J]. Neurocrit Care, 2017, 27 (Suppl 1): 82 - 88.

[5] Qureshi AI, Geocadin RG, Suarez JI, et al. Long-
term outcome after medical reversal of transtentorial herniation
in patients with supratentorial mass lesions [J]. Crit Care
Med, 2000, 28 (5): 1556 - 1564.

[6] Skoglund TS, Nellgard B. Long-time outcome after
transient transtentorial herniation in patients with traumatic
brain injury [J]. Acta Anaesthesiol Scand, 2005, 49 (3):
337 - 40.

[7] Koenig MA, Bryan M, Lewin JL 3rd, et al. Reversal
of transtentorial herniation with hypertonic saline [J]. Neurol-
ogy, 2008, 70 (13): 1023 - 9.

[8] Powers WJ, Rabinstein AA, AckersonT, et al. 2018
Guidelines for the Early Management of Patients With Acute Is-
chemic Stroke: A Guideline for Healthcare Professionals From
the American Heart Association / American Stroke Association
[J]. Stroke, 2018, 49 (3): e46 - e110.

[9] WijdicksEF, Sheth KN, Carter BS, et al. Recom-
mendations for the management of cerebral and cerebellar in-
farction with swelling: a statement for healthcare professionals
from the American Heart Association / American Stroke Associa-
tion [J]. Stroke, 2014, 45 (4): 1222 - 38.

[10] Oddo M, Poole D, Helbok R, et al. Fluid therapy

in neurointensive care patients: ESICM consensus and clinical practice recommendations [J]. Intensive Care Med, 2018, 44 (4): 449 - 463.

[11] Cadena R, Shoykhet M, Ratcliff JJ. Emergency Neurological Life Support: Intracranial Hypertension and Herniation [J]. Neurocrit Care, 2017, 27 (Suppl 1): 82 - 88.

[12] Helbok R, Meyfroidt G, Beer R. Intracranial pressure thresholds in severe traumatic brain injury: Con: The injured brain is not aware of ICP thresholds [J]. Intensive Care Med, 2018, 44 (8): 1318 - 1320.

[13] Myburgh JA. Intracranial pressure thresholds in severe traumatic brain injury: Pro [J]. Intensive Care Med, 2018, 44 (8): 1315 - 1317.

[14] Grände PO. Critical Evaluation of the Lund Concept for Treatment of Severe Traumatic Head Injury, 25 Years after Its Introduction [J]. Front Neurol, 2017, 8: 315.

[15] Carney N, Totten AM, O'Reilly C, et al. Guidelines for the Management of Severe Traumatic Brain Injury, Fourth Edition [J]. Neurosurgery, 2017, 80 (1): 6 - 15.

[16] Stokum JA, Gerzanich V, Simard JM. Molecular pathophysiology of cerebral edema [J]. J Cereb Blood Flow Metab, 2016, 36 (3): 513 - 38.

[17] Hemphill JC 3rd, Greenberg SM, Anderson CS, et al. Guidelines for the Management of Spontaneous Intracerebral Hemorrhage: A Guideline for Healthcare Professionals From the American Heart Association / American Stroke Association [J].

Stroke, 2015, 46 (7): 2032 – 60.

[18] 中华医学会神经病学分会神经重症协作组，中国医师协会神经内科医师分会神经重症专业委员会. 难治性颅内压增高的监测与治疗中国专家共识 [J]. 中华医学杂志, 2018, 98 (45): 3643 – 3652.

二、重症脑卒中的外科治疗

（一）大面积脑梗死的手术治疗

1. 指导规范

（1）大面积脑梗死分为良性病程和恶性病程，恶性病程患者可以从手术治疗中获益。60 岁以上患者手术治疗可以降低病死率，但可能遗留严重残疾。

（2）GCS ≤13 分，伴中线明显移位或脑干受压；起病 6 小时内头颅 CT 显示低密度灶 > 大脑中动脉（Middle Cerebral Artery，MCA）区的 1/2 或低灌注区 > MCA 区 2/3，或起病 6 小时内磁共振 DWI 高信号体积 >82ml 或 14 小时内 DWI >145ml；或同时伴大脑前动脉或／和大脑后动脉大面积梗死是恶性病程的高危患者，可以与外科医师沟通是否手术治疗。

（3）NIHSS ≥10 分的患者应判断是否为颈内动脉或大脑中动脉 M1 段闭塞及梗死灶是否大于 MCA 区的 1/2。若为颈内动脉或大脑中动脉 M1 段闭塞及梗死灶大于 MCA 区的 1/2，应在 NCU（Neurocritical Care Unit，NCU）监测并渡过脑水肿高峰期，若患者意识状态恶化（NIHSS 1a 评分 ≥1 分或增加 1 分或以上，或 GCS ≤13 或睁眼运动相关的 GCS ≤9）时应立即寻找原因，若为脑组织肿胀引起，应立即与外科医师讨论是否手术治疗（见图 1）。

（4）手术治疗的效果与手术方式密切相关，大面积脑梗死患者去骨瓣减压术去除颅骨直径应≥12cm，同时行硬脑膜减张成形术的减压效果更佳，是否行脑叶切除和颞肌切除应根据患者的个体情况决定。

（5）大面积脑梗死有手术指征时手术治疗应尽早进行，脑疝前的手术效果优于脑疝发生后。发病48小时后进行手术治疗可以增加生存机会，但可能遗留严重残疾，应与家属充分沟通。

（6）每个卒中中心应事先与脑外科医师一起制定好大面积脑梗死病情观察、手术适应证和手术时机的处理流程，手术前应与脑外科医师充分沟通。

（7）大面积脑梗死患者入院后，医师应尽早与家属沟通患者可能的病情变化，可能需要手术治疗及手术后可能的预后，包括术后可能面临长期治疗等，以便让家属了解病情，提前考虑和表明对手术治疗的态度。

2. 证据和指南

大面积脑梗死可以分为良性病程和恶性病程[1]，所谓恶性病程是指大面积脑梗死后病变脑组织进行性肿胀导致对侧脑组织或脑干受压，意识水平下降，甚至脑疝和死亡，恶性病程的病死率在40%～80%。2018年AHA/ASA指南推荐[2]：大脑中动脉闭塞的患者，任何年龄在内科治疗之后神经系统仍然恶化，且距起病48小时内应该行开颅瓣减压和硬脑膜减压扩张术。≤60岁的患者病死率可以降低50%，且55%的生存者可以达到中度致残（可以行走）或甚至更好（MRS=2或3分），18%的生存者在术后1年可以达到生活自理（MRS=2分）。>60岁的患者手术

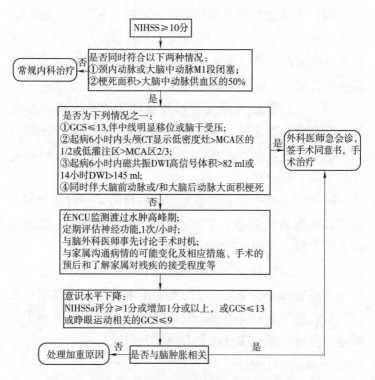

图1 大面积脑梗死恶性病程的风险评估和处理流程

可以降低病死率50%左右，但仅11%的生存者可以达到轻度致残（MRS＝3分），没有患者术后1年可以达到生活自理（MRS＝2分）。而最佳的手术时机，指南认为还不明确，但推荐明确由脑组织肿胀所致的意识水平下降作为手术的触发条件，而意识水平的下降一般推荐的判断标准为NIHSS 1a评分≥1分或增加≥1分，或GCS≤13或包括肢体和眼球运动2项GCS≤9[1,3]。

是一诊断大面积脑梗死就手术，还是等待神经功能恶化、明显中线移位或脑疝形成才考虑手术，尚存在争议。由于并非所有的大面积脑梗死都会引起严重的占位效应或脑疝，研究报道 18%～36% 的前循环近端闭塞为恶性病程[1]，故所有的大面积脑梗死都进行手术将会使不需要手术而进行了手术的病例明显增加。但恶性病程的患者手术越早预后可能越好，至少脑疝前进行手术预后优于脑疝发生后，因此大面积脑梗死恶性病程的预测和危险因素的确定十分重要[4]。然而，目前的临床研究尚不足以预测恶性病程，以及对其危险因素和手术时机作出明确的建议。NIHSS 和颅内压作为预测指标存在一定争议，但 GCS≤13 分，或起病 6 小时内头颅 CT 低密度灶 >MCA 区的 1/2 或低灌注区 >2/3MCA 区，或 6 小时内磁共振 DWI 高信号体积 >82ml，或 14 小时内磁共振 DWI 高信号体积 >145ml，或同时合并大脑前动脉或大脑后动脉梗死时高度预测恶性病程[1,3]。

　　Maciel 等提出了大面积脑梗死恶性病程的危险分层和处理流程[1]，作者建议 NIHSS≥10 分的脑梗死患者需评估是否为颈内动脉或大脑中动脉 M1 段闭塞，及判断梗死面积是否 >MCA 区的 1/2，如果是，则需严密观察患者病情变化。如果患者意识水平下降，NIHSS1a 评分增加≥1 分，或 GCS≤9，则需考虑尽快手术治疗。

　　去骨瓣减压的技术要求也与效果明显相关，单纯的开颅手术约可以降低颅内压 15%，同时行硬脑膜开放，则颅内压降低可达 70%。去骨瓣的目的是增加颅内容积，以达到减压的效果。一般来说，颅骨切除 8～10cm 可以增加 25ml 的容积，而直径≥12cm 可以增加 80～90ml 的颅内容积。2015 年 NCS 大面积脑梗死指南[5] 推荐去骨瓣减压手术切除颅骨的直径应 ≥12cm，更大的直径（14 ~ 16cm）可能预后更佳。而是否行脑叶切除或颞肌切除则需要根据患者的情况个体化处理。

有关大面积脑梗死的监测和手术流程见图 1。

（二）脑出血的手术治疗

1. 指导规范

（1）去骨瓣减压和/或同时行血肿清除术可作为幕上脑出血挽救生命的手段，但不推荐常规开展。

（2）微创手术，包括钻孔血肿抽吸、立体定向下和脑内窥镜下血肿清除术，在有经验或经过良好培训的单位，经过严格选择的病例可作为一种治疗手段，但需与家属充分沟通。

2. 证据和指南

理论上脑出血手术治疗可以纠正血肿的占位效应和减轻细胞毒性作用，并降低颅内压，预防脑疝，但手术治疗在自发性脑出血中的治疗价值尚不明确。STICH 研究[6] 比较了早期血肿清除手术与保守治疗在降低幕上脑出血患者病死率和改善神经功能预后方面的作用，共有 27 个国家 83 个中心参加，两组之间的良好预后比较无统计学差异，而亚组分析提示，皮质下 1cm 内的脑叶出血可能从手术中获益。STICHI – I 研究[7] 试图回答皮质下 1cm 内出血量在 10 ~ 100ml，且意识清醒，无继发性脑室出血的患者在 48 小时内血肿清除手术中能否获益，研究共有 27 个国家 78 个中心参加，结果发现，手术组和对照组的良好预后无统计学意义（41%:38%）。因此，两项随机对照研究均证实，早期血肿清除手术无明显效果。

2015年AHA/ASA自发性脑出血指南推荐[8]：幕上脑出血手术治疗的效果尚不明确；手术治疗可作为幕上脑出血病情进行性恶化时挽救生命的措施；因顽固性颅高压、明显中线移位和大容积血肿导致昏迷的脑出血患者，实行单纯去骨瓣减压或同时行血肿清除有助于降低病死率，而微创手术血肿清除术的效果尚不明确。对于脑出血的微创手术，2017年中国专家共识推荐[9]：在有条件的情况下，对发病72小时内幕上大容积脑出血的患者可选择微创血肿清除手术或同时行尿激酶或rt-PA（recombinant tissue plasminogen activator，rt-PA）血肿溶解术。

一项随机研究[10]比较了基底节区出血（25～40ml）针吸微创手术和内科治疗的效果，尽管病死率无明显差异，但微创手术组3个月的神经功能预后明显优于内科治疗组。MISTIE-II研究[11]微创手术结合rt-PA在脑出血治疗中的作用，研究纳入手术组79例，内科治疗组39例。结果发现，微创血肿抽吸组血肿旁水肿明显减轻，并有改善预后的趋势。在发表的MISTIE-III[12]研究中，共有78家医院参加。研究纳入出血量超过30ml的幕上出血（主要为脑叶和基底区出血）患者，经微创手术结合rt-PA溶解血肿使血肿残留体积小于15ml，以1年的良好预后（MRS：0～3分）作为主要有效性指标。506例的研究结果发现，手术组和标准内科治疗组在一年时的良好预后比例无明显差异（44%:42%），但1年的全因病死率手术组明显低于内科治疗组（18.4%:27.3%，p=0.038）。血肿清除的体积与良好预后相关（p＜0.0001），与对照组相比，手术后血肿体积小于 15ml 的患者良好预后比例增加 10.5%，且有统计学意义（p＝0.03）。虽然 MISTIE-III 研究 1 年时两组的良好预后无差异，但手术后血肿残留量小于 15ml 的患者良好预后比例明显提高，提示脑出血微创手术治疗的预后与手术时的经验和效果有关[13]。

2018 年在 Stroke 杂志发表了脑出血微创手术治疗针对 RCT 研究的 Meta 分析[14]。截至 2017 年 12 月，该分析共纳入了 15 项高质量研究，总病例数为 2 152 例。分析结果提示，微创手术良好预后优于其他治疗［0.46（0.36 ~ 0.57）］，也优于内科治疗［0.44（0.29 ~ 0.67）］。内窥镜下血肿清除术和立体定向下血肿溶解抽吸术预后均优于其他治疗［0.4（0.25 ~ 0.66），0.47（034 ~ 0.65）］。

（三）小脑梗死和出血的手术治疗

1. 指导规范

（1）小脑梗死患者在积极治疗之后仍出现脑干受压症状和体征，推荐尽早行枕骨下颅骨切除联合硬脑膜减张成形术。脑积水患者，有脑室外引流手术指征时可行脑室外引流术，并可与枕骨下颅骨切除术同时进行。

（2）小脑出血患者在积极治疗之后仍有神经功能恶化或脑干受压和/或脑积水应尽快行手术治疗。

2. 证据和指南

小脑梗死出现占位效应的发生率为 4% ~ 25%，由于早期的临床研究手术治疗大多效果良好，因此很少有前瞻性随机对照研究[4]。2018 年 AHA/ASA 指南[2]推荐小脑梗死患者在内科治疗后病情仍因脑干受压而加重，应该行枕骨下颅骨切除和硬脑膜扩张成形术以减压，一般术后预后良好。当有适应证，并认为安全时，脑积水的患者可同时行脑室外引流术。

2017 年的一项 Meta 分析回顾了截至 2016 年 11 月关于小脑梗死行枕骨下颅骨切除术的临床研究[15]，共纳入 1992 年至 2016 年发表的 11 项有预后随访的研究。结果发现，手术治疗与内科治疗的病死率相当，但良好预后患者的比例明显增高。此外，小脑梗死手术后预后良好的相关因素主要包括：GCS≥9 分；起病 48 小时内进行手术；年龄小于 60 岁；同时行脑室外引流术；切除梗死坏死组织。但小脑梗死手术治疗的临床研究普遍质量较低，仅一项前瞻性研究，且只是观察性、非随机研究，大多研究对预后评估使用的方法也不规范，未来有必要组织开展高质量的临床研究。

由于后颅窝空间狭小，小脑出血患者病情往往快速恶化，一些非随机研究发现小脑出血一旦压迫脑干或引起脑积水，手术治疗可以改善预后。而除血肿清除以外，单纯的降颅压措施（如单纯脑室外引流）不足以改善预后。因此，2015 年 AHA/ASA 推荐小脑出血病情恶化的患者应积极手术治疗[8]。

参考文献

［1］Maciel CB, Sheth KN. Malignant MCA Stroke：an Update on Surgical Decompression and Future Directions ［J］. Curr Atheroscler Rep, 2015, 17（7）：40.

［2］Powers WJ，Rabinstein AA，Ackerson T，et al. 2018 Guidelines for the Early Management of Patients With Acute Ischemic Stroke：A Guideline for Healthcare Professionals From the American Heart Association/American Stroke Association ［J］. Stroke，2018，49（3）：e46 – e110.

［3］Neugebauer H，Jüttler E. Hemicraniectomy for malignant middle cerebral artery infarction：current status and future directions［J］. Int J Stroke，2014，9（4）：460 – 7.

［4］Wijdicks EF，Sheth KN，Carter BS，et al. Recommendations for the management of cerebral and cerebellar infarction with swelling：a statement for healthcare professionals from the American Heart Association/American Stroke Association［J］. Stroke，2014，45（4）：1222 – 38.

［5］TorbeyMT，Bösel J，Rhoney DH，et al. Evidence-based guidelines for the management of large hemispheric infarction：a statement for health care professionals from the Neurocritical Care Society and the German Society for Neuro-intensive Care and Emergency Medicine［J］. Neurocrit Care，2015，22（1）：146 – 64.

［6］Mendelow AD，Gregson BA，Fernandes HM，et al. Early surgery versus initial conservative treatment in patients with spontaneous supratentorial intracerebral haematomas in the International Surgical Trial in Intracerebral Haemorrhage（STICH）：a randomised trial［J］. Lancet，2005，365：387 – 397.

［7］Mendelow AD，Gregson BA，Rowan EN，et al. Early surgery versus initial conservative treatment in patients with spontaneous supratentorial lobar intracerebral haematomas (STICH II): a randomised trial [published correction appears in Lancet, 2013, 382: 396] [J]. Lancet, 2013, 382: 397 - 408.

[8] Hemphill JC 3rd, Greenberg SM, Anderson CS, et al. Guidelines for the Management of Spontaneous Intracerebral Hemorrhage: A Guideline for Healthcare Professionals From the American Heart Association/American Stroke Association [J]. Stroke, 2015, 46 (7): 2032 - 60.

[9] 中华医学会神经病学分会神经重症协作组，中国医师协会神经内科医师分会神经重症专委会. 自发性大容积脑出血监测与治疗中国专家共识 [J]. 中华医学杂志，2017, 97 (9): 653 - 660.

[10] Wang WZ, Jiang B, Liu HM, et al. Minimally invasive craniopuncture therapy vs. conservative treatment for spontaneous intracerebral hemorrhage: results from a randomized clinical trial in China [J]. Int J Stroke, 2009, 4: 11 - 16.

[11] Mould WA, Carhuapoma JR, Muschelli J, et al. Minimally invasive surgery plus recombinant tissue-type plasminogen activator for intracerebral hemorrhage evacuation decreases perihematomal edema [J]. Stroke, 2013, 44: 627 - 634.

[12] Hanley DF, Thompson RE, Rosenblum M, et al. Efficacy and safety of minimally invasive surgery with thrombolysis in intracerebral haemorrhage evacuation (MISTIE III): a randomised, controlled, open-label, blinded endpoint phase 3

trial [J]. Lancet, 2019, 393 (10175): 1021 – 1032.

[13] Awad IA, Polster SP, Carrión-Penagos J, et al. Surgical Performance Determines Functional Outcome Benefit in the Minimally Invasive Surgery Plus Recombinant Tissue Plasminogen Activator for Intracerebral Hemorrhage Evacuation (MISTIE) Procedure [J]. Neurosurgery, 2019. pii: nyz077. doi: 10. 1093/neuros/nyz077.

[14] Scaggiante J, Zhang X, Mocco J, et al. Minimally Invasive Surgery for Intracerebral Hemorrhage [J]. Stroke, 2018, 49 (11): 2612 – 2620.

[15] Ayling OGS, Alotaibi NM, Wang JZ, et al. Suboccipital Decompressive Craniectomy for Cerebellar Infarction: A Systematic Review and Meta-Analysis [J]. World Neurosurg, 2018, 110: 450 – 459.

三、重症脑卒中继发癫痫的防治

（一）指导规范

1. 不能解释或与病情严重程度不匹配的意识障碍患者，应行持续脑电监测，以发现非惊厥发作或非惊厥性癫痫持续状态。

2. 重症脑卒中患者，无论是脑梗死、脑出血或蛛网膜下腔出血，均不推荐常规预防性使用抗癫痫药物。

3. 蛛网膜下腔出血患者有下列情况之一可以考虑预防性使用抗癫痫药物：病前有癫痫病史、伴脑出血或脑梗死、动脉瘤发生于大脑中动脉区或伴难治性高血压。

4. 重症脑卒中急性期预防性使用抗癫痫药物可能导致预后不良，是否预防性使用抗癫痫药物应权衡癫痫发作的风险、癫痫发作可能导致的不良后果和抗癫痫药物使用的不良作用三者之间的利弊综合考虑。

5. 重症脑卒中急性期出现癫痫发作，或脑电图呈现"电发作"且有精神状态改变的患者，应该使用抗癫痫药物。

6. 对一次癫痫发作或预防性使用抗癫痫药物的选择和使用时长，目前尚无足够的证据给出建议。但在新证据出现之前，本规范建议药物使用时间一般为 3 ~ 7 天，动脉瘤性蛛网膜下腔出血患者不选择苯妥英钠作为预防性药物。

7. 确诊为癫痫或癫痫持续状态的患者，根据患者的临床特征，遵循现有指南应尽早使用抗癫痫药物。

（二）证据和指南

卒中是成人和老年人癫痫发作的常见病因，55%的老年患者新发癫痫与卒中相关。基于危险因素的不同，卒中后癫痫被分为早期（7天内）和晚期（7天后）卒中后癫痫[1]。卒中后癫痫的发生率各研究报道差异较大[2]，早期卒中后癫痫发生率为 3.2% ~ 17.9%，且 78%的癫痫发作发生于起病 24 小时内，晚期卒中后癫痫发生率为 2.1% ~14.1%。

一项荟萃分析[2]研究了卒中后癫痫的危险因素，发现早期卒中后癫痫发作的危险因素是出血性卒中（OR = 2.3）、出血转化（OR = 3.28）、卒中的严重程度和酗酒，而晚期卒中后癫痫发作的危险因素是累及皮质、脑出血和卒中的严重程度。

卒中后癫痫的预防缺乏高质量的研究，预防性使用抗癫痫药物可以减少用药期间的癫痫发作，但并没有改善预后，甚至有不少研究显示与预后不良相关[3]。动物研究发现苯妥英钠和苯巴比妥可以干扰卒中的恢复，其机制认为可能与药物对神经递质的影响和增加并发症等相关[4, 5]。

加拿大卒中网络数据库 2003 年至 2008 年的数据分析显示[6]，缺血性卒中发病时的癫痫发生率是 1.53% （10 261 例），住院期间的癫痫发生率为 2.03%。由于缺血性卒中癫痫发病率并不高，同时并无癫痫预防改善预后的可靠证据，2013[6]年和 2018[7]年 AHA/ASA 指南均不推荐缺血性卒中患者预防性使用抗癫痫药物，而卒中后反复出现的癫痫发作应与其他急性神经系统疾病相同，根据患者的临床特征选择抗癫痫药物。

重症缺血性卒中患者的相关研究不多，有三项小规模的大面积脑梗死患者因病情恶化行开颅减压手术[8-10]，共171例，癫痫发作的发生率为50.7%，一项研究显示癫痫发作在术后一周内占36.1%。由于研究的规模小、质量低，普通缺血性卒中的癫痫预防并没有获益，2014年AHA/ASA重症缺血性卒中的推荐意见中仍然主张无癫痫发作的患者不使用抗癫痫药物[11]。

一项近10万名卒中患者的调查发现[12]，出血性卒中的癫痫发生率高于缺血性卒中（10%:6%），尤其是累及皮质的脑叶出血者。荟萃分析[2]也发现脑出血的早期癫痫发生率高于脑梗死（OR = 2.3）。一项大型单中心的研究[13]显示：预防性使用抗癫痫药物可以明显减少脑叶出血患者的癫痫发作，但大部分预防性的研究未发现预防性使用抗癫痫药物可以改善预后，甚至大多研究显示预防性使用抗癫痫药物可增加脑出血患者死亡和残疾的风险[14-16]。因此，2015年AHA/ASA自发性脑出血处理指南不推荐预防性地使用抗癫痫药物，但有癫痫发作的患者应该使用抗癫痫药物[17]。

由于癫痫发作可能会导致再出血和不良预后，不少医院对aSAH（aneurysmal SubarAchnoid Hemorrhage, aSAH）患者常规使用药物预防癫痫发作，尤其是动脉瘤未处理之前。虽然有矛盾的结果，但多数研究显示抗癫痫药物可以减少癫痫发作的概率。目前缺乏RCT研究支持aSAH患者预防性使用抗癫痫药物，且有不少研究显示预防性地使用抗癫痫药物时反而增加 aSAH 患者的不良预后。也有研究显示即使预防性使用抗癫痫药物也未能减少癫痫发作[18, 19]。一项系统性综述[20]显示药物预防和非药物预防两组初始癫痫发作的发生率无差异（3%：2.7%，p > 0.99）。回顾性研究显示：aSAH 癫痫发作的危险因素是癫痫病史、脑出血、动脉瘤发生于大脑中动脉、脑梗死、难治性高血压和 Hunt – Hess 分级 4 ~ 5[18, 19]。

就 aSAH 患者的癫痫预防，2013 年 ESO（European Stroke Organization，ESO）[21]和 2018 年韩国神经外科协会[18]均不推荐常规进行预防，同时推荐有癫痫发作的患者应该进行抗癫痫治疗。2012 年 AHA/ASA 指南[19]推荐新发的 aSAH 可以考虑使用抗癫痫药物。韩国神经外科协会推荐有癫痫发作的高危因素可以使用抗癫痫药物进行预防[18]。

在脑卒中急性期预防性或治疗性使用抗癫痫药物的药物选择和使用时长方面，目前缺乏足够的临床研究支持，仅 2011 年美国 NCS 有关 aSAH 的重症处理推荐意见[22]建议 aSAH 患者应避免使用苯妥英钠，预防性使用抗癫痫药物使用时间建议是 3 ~ 7 天。不推荐苯妥英钠的理由是：1）抗癫痫药物有导致 aSAH 不良预后的可能，尤其是苯妥英钠；2）苯妥英钠可以导致尼莫地平药物浓度明显下降。

无论是哪种类型的重症脑卒中，当患者出现病情无法解释或与患者病情严重程度不匹配的意识障碍时，应行连续脑电图检测以判断是否为非惊厥性癫痫持续状态。AHA/ASA 指南[17]建议伴有意识障碍，且脑电图有痫样放

36

电的脑出血患者应行抗癫痫治疗。2014 年 NCS 和 ESICM 发布的神经重症多模式监护专家共识[23]强烈推荐出现无法解释的意识障碍的所有神经重症患者应进行脑电图检查。

参考文献

［1］Brigo F, Lattanzi S, Zelano J, et al. Randomized controlled trials of antiepileptic drugs for the treatment of post – stroke seizures：A systematic review with network meta-analysis ［J］. Seizure, 2018, 61：57 – 62.

［2］Zhang C, Wang X, Wang Y, et al. Risk factors for post-stroke seizures：a systematic review and meta-analysis ［J］. Epilepsy Res, 2014, 108（10）：1806 – 16.

［3］Rowe AS, Goodwin H, Brophy GM, et al. Seizure prophylaxis in neurocritical care：a review of evidence-based support ［J］. Pharmacotherapy, 2014, 34（4）：396 – 409.

［4］Goldstein LB. Common drugs may influence motor recovery after stroke. The Sygen In Acute Stroke Study Investigators ［J］. Neurology, 1995, 45（5）：865 – 71.

［5］Goldstein LB. Potential effects of common drugs on stroke recovery ［J］. Arch Neurol, 1998, 55（4）：454 – 6.

［6］Huang CW, Saposnik G, Fang J, et al. Guidelines for the early management of patients with acute ischemic stroke：a guideline for healthcare professionals from the American Heart Association/American Stroke Association. Stroke ［J］. 2013 Mar；44（3）：870 – 947.

［7］Powers WJ, Rabinstein AA, Ackerson T, et al. 2018

Guidelines for the Early Management of Patients With Acute Ischemic Stroke: A Guideline for Healthcare Professionals From the American Heart Association/American Stroke Association [J]. Stroke, 2018, 49 (3): e46 - e110.

[8] Creutzfeldt CJ, Tirschwell DL, Kim LJ, et al. Seizures after decompressive hemicraniectomy for ischaemic stroke [J]. J Neurol Neurosurg Psychiatry, 2014, 85 (7): 721 -5.

[9] Santamarina E, Sueiras M, Toledo M, et al. Epilepsy in patients with malignant middle cerebral artery infarcts and decompressive craniectomies [J]. Epilepsy Res, 2015, 112: 130 - 6.

[10] Brondani R, Garcia de Almeida A, Abrahim CherubiniP, et al. High Risk of Seizures and Epilepsy after Decompressive Hemicraniectomy for Malignant Middle Cerebral Artery Stroke [J]. Cerebrovasc Dis Extra, 2017, 7 (1): 51 -61.

[11] Wijdicks EF, Sheth KN, Carter BS, et al. American Heart Association Stroke Council. Recommendations for the management of cerebral and cerebellar infarction with swelling: a statement for healthcare professionals from the American Heart Association/American Stroke Association [J]. Stroke, 2014, 45 (4): 1222 -38.

[12] Zou S, Wu X, Zhu B, et al. The pooled incidence of post-stroke seizure in 102008 patients [J]. Top Stroke Rehabil, 2015, 22 (6): 460 -7.

[13] Passero S, Rocchi R, Rossi S, et al. Seizures after spontaneous supratentorial intracerebral hemorrhage [J]. Epi-

lepsia, 2002, 43: 1175 - 1180.

[14] Naidech AM, Garg RK, Liebling S, et al. Anticonvulsant use and outcomes after intracerebral hemorrhage [J]. Stroke, 2009, 40: 3810 - 3815.

[15] Battey TW, Falcone GJ, Ayres AM, et al. Confounding by indication in retrospective studies of intracerebral hemorrhage: antiepileptic treatment and mortality [J]. Neurocrit Care, 2012, 17: 361 - 366.

[16] Messé SR, Sansing LH, Cucchiara BL, et al. Prophylactic antiepileptic drug use is associated with poor outcome following ICH [J]. Neurocrit Care, 2009, 11: 38 - 44.

[17] Hemphill JC 3rd, Greenberg SM, Anderson CS, et al. Guidelines for the Management of Spontaneous Intracerebral Hemorrhage: A Guideline for Healthcare Professionals From the American Heart association/American Stroke Association [J]. Stroke, 2015, 46 (7): 2032 - 60.

[18] Cho WS, Kim JE, Park SQ, et al. Korean Clinical Practice Guidelines for Aneurysmal Subarachnoid Hemorrhage [J]. J Korean Neurosurg Soc, 2018, 61 (2): 127 - 166.

[19] Connolly ESJr, Rabinstein AA, Carhuapoma JR, et al. Guidelines for the management of aneurysmal subarachnoid hemorrhage: a guideline for healthcare professionals from the American Heart Association/American Stroke Association [J]. Stroke, 2012, 43 (6): 1711 - 37.

[20] Raper DM, Starke RM, Komotar RJ, et al. Seizures after aneurysmal subarachnoid hemorrhage: a systematic review of

outcomes [J]. World Neurosurg, 2013, 79 (5 –6): 682 –90.

[21] Steiner T, Juvela S, Unterberg A, et al. European Stroke Organization. European Stroke Organization guidelines for the management of intracranial aneurysms and subarachnoid haemorrhage [J]. Cerebrovasc Dis, 2013, 35 (2): 93 –112.

[22] Diringer MN, Bleck TP, Claude Hemphill J 3rd, et al. Critical care management of patients following aneurysmal subarachnoid hemorrhage: recommendations from the Neurocritical Care Society's Multidisciplinary Consensus Conference [J]. Neurocrit Care, 2011, 15 (2): 211 –40.

[23] Le Roux P, Menon DK, Citerio G, et al. Consensus summary statement of the International Multidisciplinary Consensus Conference on Multimodality Monitoring in Neurocritical Care: a statement for healthcare professionals from the Neurocritical Care Society and the European Society of Intensive Care Medicine [J]. Intensive Care Med, 2014, 40 (9): 1189 –209.

第二部分

重症脑卒中的综合管理

四、重症脑卒中的气道管理

（一）气道管理的总体目标

1. 指导规范

重症脑卒中患者氧饱和度应维持≥95％，$PaCO_2$应维持在正常范围。无缺氧的患者不推荐常规吸氧。有颅高压的患者可将$PaCO_2$维持在正常低限。

2. 证据和指南

几乎各国的缺血性卒中急性期处理指南均建议把氧饱和度维持在94％以上，并推荐无缺氧的患者无须常规吸氧[1-3]。血氧分压与其他生理指标一样，同样是 U 形曲线，缺氧和过高血氧均对人体有害，无论是心肺复苏后缺血缺氧性脑病还是脑外伤患者过高血氧浓度均显示与不良预后相关[4]。2017 年的一项随机对照研究[5]，将无吸氧指征和无禁忌证的急性卒中患者随机分为：不吸氧组、夜间吸氧组和持续吸氧组，结果发现持续吸氧组和夜间吸氧组与对照组相比预后均无明显差异。

$PaCO_2$与脑血流之间呈近似线性关系[6]，$PaCO_2$升高使脑血管扩张，增加脑血容量，有升高颅内压的风险。$PaCO_2$降低使脑血管收缩，降低脑血容量，在颅高压时可以降低颅内压，但也有增加脑缺血的风险，$PaCO_2$每改变1mmHg 可导致 4％~6％的脑血流波动。2014 年 AHA/ASA

对重症脑梗死患者建议将 $PaCO_2$ 维持在正常范围[7]。在颅高压时[8]，一线处理建议可将 $PaCO_2$ 维持在正常低限（34~38mmHg）。

（二）人工气道的建立

1. 指导规范

（1）重症脑血管病患者人工气道的建立方式主要有气管插管和气管切开术。

气管插管的指征包括：①氧合或通气功能障碍（经充分氧疗和吸痰等处理后，$PaCO_2$ < 60mmHg 或 $PaCO_2$ > 50mmHg 或氧饱和度≤94% 或肉眼观察有发绀或呼吸过度或不足等）；②气道保护能力受损（口咽分泌物潴留和咳嗽反射明显减弱等）；③预期病情恶化需要插管或当前呼吸功能不全可导致病情加重；④GCS≤8 分，气道梗阻或误吸高风险患者。

气管插管后 7~14 天不能拔管的患者可考虑气管切开，预期超过 14 天不能拔管的患者推荐早期行气管切开。

（2）所有非紧急气管插管的患者，均应判断是否为困难气道。

困难气道患者，有条件的单位插管前应准备好可视喉镜、纤维支气管镜及环甲膜穿刺工具等，根据实际情况做好紧急气管切开的准备，并应有 2 名经验丰富的医师在场提供指导和帮助。

（3）推荐在气管插管前进行预氧合以减少严重缺氧风险。

预氧合的方法：床位抬高 30°，无创正压通气或经鼻高流量湿化氧疗（60~70L/min）或球囊面罩通气或鼻导管吸氧（15L/min）3分钟，尽可能使氧饱和度接近100%。推荐在插管期间持续使用经鼻高流量湿化氧疗（60~70L/min）或鼻导管吸氧（15L/min），球囊面罩通气。

2. 证据和指南

人工气道的建立是神经重症医师的基本功，建立人工气道的时机选择尤其考验神经重症医师的能力和水平。人工气道主要指气管插管和气管切开，也包括口咽通气管和喉罩等临时气道保护措施。气管插管是建立人工气道的金标准，具有快速、可靠和安全等特点，尤其是在出现紧急情况或需要较长时间的气道管理时。气管插管有经口和经鼻两种方式，一般首选经口气管插管。

针对重症脑卒中人工气道建立时机的研究较少，2017年NCS推荐神经重症患者气管插管的指征包括以下四个方面[9]：一是氧合功能障碍：可通过氧饱和度、血氧分析和肉眼观察判断（发绀）；二是通气功能障碍：可通过鼻导管、经皮检测和血气分析检测二氧化碳分压或肉眼判断呼吸过度或不足；三是缺乏气道保护能力：气道保护是吞咽功能、气道结构、分泌物的性质、量和咳嗽反射的强度等多因素结合的结果，不能使用单一咽反射作为气道保护的指标；四是预期神经功能或心肺功能恶化并可能需要转院或紧急处理：预期需要建立人工气道的患者提前建立人工气道可以避免匆忙或紧急插管，可以在有充分准备的情况下插管。

2014年AHA/ASA重症脑梗死指南[7]推荐：意识水平

下降导致氧合障碍或分泌物清除障碍是插管的指征。此外，2016 年中国神经外科重症患者气道管理专家共识[10]还建议：GCS ≤ 8 的患者，一般情况下应建立人工气道。2018 年中国呼吸泵衰竭监测与治疗专家共识[11]推荐：患者出现低氧血症或高碳酸血症以及气道保护能力下降时应予插管。

对于气管插管操作，应在插管前评估患者是否为困难气道。插管之前不评估患者是否为困难气道，是患者气管插管失败的最重要影响因素之一[12, 13]。Orebaugh 等的研究[14]表明：约 30% 的神经重症患者为困难气道。Sample 等认为通过评估困难气道的存在与否，并在操作前做好充分准备，可以提高患者的存活率并减少紧急气管切开[12]。

重症患者的插管，比手术室更为紧急，且患者更容易因缺氧继发一系列不良后果。Jaber 等人[15]经过统计发现，20% ~ 25% 的重症患者在插管期间会出现严重的低氧血症，10% ~ 25% 会发生严重的低血压，约 2% 会出现心脏骤停。对于困难气道，Schmidt[16]认为至少应该有 2 名经验丰富的医师在场提供指导与帮助，这可以显著减少重症患者插管的相关并发症。

在插管期间保持足够的氧饱和度对于重症脑卒中患者至关重要，因为任何缺氧事件都可能导致脑部继发性损伤，并增加 ICP 升高风险。Baillard 等人的证据表明[17]，在喉镜暴露期间使用高流量鼻导管以 60 ~ 70L/min 或常规鼻导管以 15L/min 进行预氧合，可维持更长时间的理想氧饱和度。此外，Miguel 等[18]认为，使用高流量鼻导管进行预氧合可有效降低插管过程中出现低氧血症的概率。Jaber

等[19]的研究也发现在气管插管期间使用高流量吸氧进行预氧合是有益的，甚至优于无创通气预氧合。

虽然一些随机研究并未证明首次插管成功的优势或使用纤维支气管镜辅助重症患者插管可以减少缺氧发生率，但证据表明可视喉镜[20-27]以及纤维支气管镜的使用可以带来更高的声门可视化率，并且对于经验不足的操作者和困难气道可能更有价值。我国2013年制定的困难气道管理指南中[28]推荐：在对困难气道患者的气管插管时使用可视喉镜和纤维支气管镜。

气管插管导管长度较长（成人患者的气管插管导管长度往往超过30cm），插管时跨过患者的声门，不利于上气道分泌物清理和口腔护理。此外，患者不能说话、进食，容易误吸。而气管切开长度相对短，保留了患者声门的正常开闭功能，上呼吸道分泌物清理和口腔护理较容易实施，相对不容易误吸。所以当患者需要长期人工气道支持时，往往会将气管插管改为气管切开。

对于气管切开的时机选择问题，临床上始终存在着争论。气管切开时间分为早期气管切开和晚期气管切开。关于早期气管切开的定义，目前并不明确。1989年美国胸科医师学会（American College of Chest Physicians，ACCP）提出经口气管插管21天以内进行的气管切开为早期气切[29]。但随着相关研究增多[30-37]，多项RCT研究界定早期气管切开为机械通气8天以内，晚期气管切开为机械通气13天以上。这些研究提示，与晚期气管切开相比，早期行气管切开可以减少镇静镇痛药物的用量，减少患者ICU留驻时间和住院时间，甚至可以减少病死率，但并不能降低已建立人工气道患者的院内感染发生率。Seder 和 Yahwak 的研究[38]表明，对于昏迷患者，或者预期有长期呼吸机依赖的神经－肌肉疾病患者，插管后 3~5 天内的早期气管切开可以使患者受益。2017 年一项纳入 10 项随机对照研究（共 503 例）的 Meta 分析[39]，比较了急性脑损害患者早期气管切开（≤10 天）和晚期气管切开（> 10 天）的预后，结果显示，早期气管切开可以降低远期病死率、缩短机械通气时间和 ICU 住院时间。

然而气管切开本身是一个有创操作，存在各种并发症，其中早期和近期并发症主要为：呼吸暂停；大出血；颈部血肿；缺氧；低血压；气胸、纵隔气肿和皮下气肿；伤口感染；深部组织感染；气道损伤；脱管等。远期并发症主要为：吞咽困难；声门下肉芽肿、瘢痕和狭窄；颈部瘢痕；气道软化症；气管食管瘘；气管胸膜瘘；气管无名动脉瘘；气管壁溃疡及穿孔等。

基于气管切开的优缺点，气管切开的时机选择就显得非常重要。2015 年 NCS 大面积梗死指南推荐[40]：气管插管后 7~14 天不能拔管的患者可考虑气管切开。2018 年中国呼吸泵衰竭专家共识推荐：急性脑损伤符合气管切开指征患者，应尽早行气管切开术（≤10 天）[11]。

（三）呼吸机参数设置及人工气道的维护

1. 指导规范

（1）压控通气和容控通气模式理论上都可以达到相同的效果，临床医师可以选择自己熟悉的通气模式，但大多数情况下机械通气的初始设置为容控模式，潮气量 6~

8ml/kg 体重，呼吸频率 12~14 次/分。之后，可根据患者的动脉血气分析结果和临床需求调整呼吸机模式和参数。

（2）机械通气的目标

1）以最低氧浓度维持氧饱和度≥95%；2）维持 pH 值达到 7.3~7.4，$PaCO_2$ 达到 35~45mmHg，或 $ETCO_2$ 30~40mmHg；3）使用肺保护通气策略，预防呼吸机相关肺损伤（Ventilator-Induced Lung Injury，VILI）：控制气道峰压（<35cmH_2O）和平台压（<30cmH_2O）。

2. 证据和指南

定压通气和定容通气各有优缺点。在对于潮气量和 CO_2 分压水平维持上，理论上可以达到相同的效果，临床医生可以选择自己熟悉的模式进行通气。然而，使用定压通气时患者的潮气量受到气道阻力（如痰液潴留）等影响较大，可以在短时间内发生变化，不利于维持潮气量和 CO_2 水平稳定。研究表明，通气不足引起的高 $PaCO_2$ 会显著增高颅内压，与此同时过度通气（$ETCO_2$ 低于 20mmHg）也会加重脑组织的缺氧，因此将 CO_2 分压水平维持在正常范围十分重要，这也是重症脑卒中患者优先选择容控模式的原因，因为在容控模式下可以更好地通过潮气量调整 CO_2 分压水平。故当临床监护力量较弱时，容控模式下可以更好地通过潮气量调整 CO_2 分压水平。

机械通气的目标，要达到合适的氧合、合适的 $PaCO_2$ 和避免呼吸机诱导的肺损伤。对于氧合目标各指南一致推荐应维持氧饱和度在 94% 以上[1-3]。然而，$PaCO_2$ 应该维持在什么水平，目前仍然有争议。有研究[41]认为 $PaCO_2$ 应维持在 32~45mmHg，目前也有研究[42]认为中度过度通气

（$PaCO_2$ 在 30～35mmHg）不会影响脑代谢，故有文献推荐 $PaCO_2$ 应维持在 30～40mmHg。2017 年美国 NCS 气道管理[9]，2018 年我国制定的难治性颅内压增高的监测与治疗中国专家共识[43] 都推荐仅在颅内高压期间短暂维持 $PaCO_2$ 在 30～35mmHg，避免 $PaCO_2$ < 25mmHg。2016 年严重颅脑创伤的管理指南中推荐 $PaCO_2$ 应控制在 35～45mmHg[44]。

肺保护性通气策略是指采用低潮气量、低吸气压和足够的 PEEP（Positive End Expiratory Pressure，PEEP），以防止周期性肺泡萎陷并预防肺损伤的策略。该组合可以通过各种通气模式来实现，但需要密切关注呼吸机参数。虽然低潮气量通气允许性高碳酸血症策略在机械通气中具有里程碑意义，但在 ICP 升高的患者中必须仔细考虑该策略的收益和风险。一些小样本的研究[45-47] 表明，在 ICP 升高患者使用轻度高碳酸血症的肺保护性通气策略可以很好地耐受，不引起 ICP 的明显变化，但是否可以实施此策略尚需更多临床研究的支持。多项临床研究[48-50] 详细描述了关于颅脑创伤患者呼吸机参数设置的推荐，包括潮气量和 PEEP 选择、气道压力控制和 PaO_2 及 $PaCO_2$ 的滴定。

2017 年 NCS 推荐[9]：神经重症患者机械通气的初始参数一般可设为定容通气模式，潮气量 6～8ml/kg，呼吸频率 12～14 次/分。机械通气的通气目标建议如下：一是 SpO_2 > 94%；二是维持 pH 值达到 7.3～7.4，$PaCO_2$ 维持在 35～45mmHg，或 $ETCO_2$ 30～40mmHg；三是预防机械通气诱导的肺损伤：控制气道峰压（< 35cmH_2O）和平台压

（<30cmH$_2$O），特别是合并 ARDS 的患者。

（四）拔除人工气道的时机

1. 指导规范

（1）撤离呼吸机之前应该常规进行自主呼吸试验。

（2）气管插管拔除前，应该充分评估患者的意识状态、自主咳嗽能力以及是否可以顺利脱离呼吸机支持。拔管之后需要持续监测，避免出现气道梗阻及呼吸困难。

（3）气管切开导管拔除需达到以下条件：稳定的呼吸功能（连续脱机>48小时）、有效的气道保护能力（较好的咳嗽能力）、上气道状况良好（无上气道梗阻表现）以及良好的吞咽功能。

（4）拔管失败的高危人群（包括：年龄>65岁，存在慢性阻塞性肺疾病或充血性心力衰竭，或在自主呼吸试验时存在二氧化碳潴留等）可在拔管后预防性使用无创通气。

2. 证据和指南

呼吸机的撤离分为两个方面，脱机和拔管。脱机是将患者与呼吸机分开，即患者不依赖呼吸机的过程。拔管是在脱机的基础上，同时患者具有良好的意识、充分的气道保护能力和足够的上气道清除能力，能够不依赖人工气道。重症脑卒中患者常常遇到呼吸功能较好，但意识障碍较深的患者，这些患者可以脱机，但是往往需要长期的人工气道支持。

评估患者能否脱机，需要通过自主呼吸试验（Spontenous Breathing Trial，SBT）评估患者的呼吸功能。SBT 是目前公认的呼吸机撤离前需要进行的试验。2016 年 11 月，美国胸科学会（ATS）、美国胸科医师学会（ACCP）联合发布了机械通气脱机临床建议[51]，详细介绍了 SBT 试验的重要性以及实施方法。最常见的 SBT 类型包括三种：压力支持通气（Pressure Supported Ventilation，PSV），低压力支持水平可以克服气管内导管阻力；持续气道正压通气（Continuous Positive Airway Pressure，CPAP），低水平持续气道正压可以防止肺泡塌陷；T 管试验，患者通过气管导管吸入一定浓度的高流量加温加湿的氧气，测试患者的呼吸能力。这三种方法相比较，PSV 法可能较 CPAP 和 T 管试验更优。如果 SBT 期间患者出现呼吸疲劳的指征，包括呼吸频率增加、潮气量减少、动脉血氧饱和度下降、发汗、辅助呼吸机的使用或血流动力学不稳定，则说明患者尚不能脱离呼吸机。具体 SBT 的使用方法见附件一。

SBT 可以详细评估患者的呼吸功能，判断患者是否可不依赖呼吸机自主呼吸，即脱机。但患者拔管还需要在 SBT 成功基础上评估患者的意识情况、气道保护能力和上气道状况等指标。通常而言，GCS 评分 >8 分，咳嗽峰流速 >60L/min 或咳嗽分级在 2~3 级，痰液较少，能自主伸舌的患者，拔管成功率更高[49]。

气管切开套管的拔除需要评估的指标和气管插管拔除相似。在气管切开状态下，更容易评估患者的吞咽功能。故建议在拔除气管切开套管之前，除了评估呼吸功能、意识状态和气道保护能力外，可以实施洼田饮水试验评估吞咽功能。Santus 等[52]在总结前人经验的基础上，提出拔除气管切开套管应评估包括意识水平、年龄、气管切开原因、血二氧化碳水平、吞咽能力、咳嗽能力、耐受导管封堵时长和合并症等综合评估指标。Claudia Enrichi 等的研究认为[53]，颅脑损伤患者成功拔除气切导管的预测因素包括导管封堵时长≥72 小时、内镜下气道通畅、吞咽工具评估（渗透吸入量表得分≥5 分）以及蓝色染料试验阴性。

另外，有 5 项 RCT 研究显示，对于拔管失败的高危人群，在拔管后立即使用无创通气有助于提高拔管成功率，拔管失败的高危人群包括：年龄 >65 岁、存在慢性阻塞性肺疾病或充血性心力衰竭、自主呼吸试验时存在二氧化碳潴留等。因此，美国 ATS/ACCP 针对成人 ICU 患者的撤机指南强烈推荐：存在以上拔管失败的高危人群在拔管后立即进行无创通气[54]。

附件一：

自主呼吸试验（spontaneous breathing trial，SBT）实施流程

一、操作前评估

有创机械通气时间 >24 小时

SBT 可执行标准（5 条标准）

（一）导致机械通气的病因好转或去除；

（二）足够氧合（参考指标：$PaO_2/FiO_2 > 150 \sim 200mmHg$，$PEEP \leqslant 5 \sim 8mmHg$，$FiO_2 \leqslant 0.5$）；

（三）血流动力学稳定；

（四）较强的咳痰能力；

（五）稳定的精神或意识状态。

二、操作流程

（一）SBT 前筛查试验：三分钟自主呼吸试验。

1. 采用 T 管或 CPAP 或 PSV 试验任意一种进行三分钟自主呼吸试验。

三分钟自主呼吸试验期间医生或呼吸治疗师应在患者床旁密切观察患者的生命体征，当患者出现下列情况时应中止 SBT，转为机械通气，判断试验失败。

2. 失败标准：

（1）呼吸频率/潮气量（L）（浅快指数）＞105 次/L；

（2）呼吸频率＞35 次/分或＜8 次/分；

（3）心率＞140 次/分或变化＞20%，有新发的心律失常；

（4）氧饱和度＜90%。

3. 三分钟自主呼吸通过后，继续自主呼吸 30～120 分钟。

（二）试验方法选择

1. T 管法

（1）将 T 管与气管插管或气管切开导管直接连接，加温加湿吸入气体，FiO_2 不变；

（2）充分吸引气道及口腔分泌物；

（3）清除囊上分泌物，根据患者气道保护能力决定是否将气囊完全放气；

（4）断开呼吸机；

（5）T 形管加温加湿吸氧。

2. CPAP 法（呼吸机模式改为 CPAP）：

（1）选择 $5cmH_2O$ 压力；

（2）FiO_2 不变。

3. PSV 法（呼吸机模式改为 PSV）：

（1）选择 5~7cmH_2O 压力；

（2）PEEP 为 5cmH_2O；

（3）FiO_2 不变。

三、试验评价

（一）试验判断指标：

1. 通气功能改变；

2. 血流动力学状态改变；

3. 呼吸频率改变（参考指标，呼吸频率 >35 次/分或 <8 次/分，RR 改变 >50%）；

4. 意识状态改变；

5. 明显的主观不适感；

6. 大汗；

7. 呼吸做功增加。

（二）试验过程中持续监测通气和氧合功能、血流动力学及患者主观感受。在规定的试验时间内，患者满足上述 7 条指标中的任何 1 条，且持续一段时间（3~5 分钟），即达到试验终止标准，试验失败；反之试验成功。

（三）试验结束后处理：

1. 复查动脉血气；

2. SBT 成功后进行撤机、拔管；

3. 未通过 SBT 的患者，改回原来的通气模式及参数，并查找 SBT 失败原因。原因纠正后，SBT 可每 24 小时进行一次，没有必要一天内多次反复进行。

注：SBT：自主呼吸实验，PaO_2/FiO_2：动脉血氧分压/

吸氧浓度，PEEP：呼气末正压，CPAP：持续气道正压，PSV：压力支持通气

参考文献

［1］Powers WJ，Rabinstein AA，Ackerson T，et al. American Heart Association Stroke Council. 2018 Guidelines for the Early Management of Patients With Acute Ischemic Stroke：A Guideline for Healthcare Professionals From the American Heart Association/American Stroke Association［J］. Stroke，2018，49（3）：e46 - e110.

［2］European Stroke Organisation（ESO）Executive Committee，ESO Writing Committee. Guidelines for management of ischaemic stroke and transient ischaemic attack 2008［J］. Cerebrovasc Dis，2008，25（5）：457 - 507.

［3］中华医学会神经病学分会，中华医学会神经病学分会脑血管病学组. 中国急性缺血性脑卒中诊治指南2018［J］. 中华神经科杂志，2018，51（9）：666 - 682.

［4］Vincent JL，Taccone FS，He X. Harmful Effects of Hyperoxia in Postcardiac Arrest，Sepsis，Traumatic Brain Injury，or Stroke：The Importance of Individualized Oxygen Therapy in Critically Ill Patients［J］. Can Respir J，2017：2834956. doi：10. 1155/2017/ 2834956.

［5］Roffe C，Nevatte T，Sim J，et al. Effect of Routine Low - Dose Oxygen Supplementation on Death and Disability in Adults With Acute Stroke：The Stroke Oxygen Study Randomized Clinical Trial［J］. JAMA，2017，318（12）：1125 - 1135.

［6］Ainslie PN, Duffin J. Integration of cerebrovascular CO_2 reactivity and chemoreflex control of breathing: mechanisms of regulation, measurement, and interpretation ［J］. Am J Physiol Regul Integr Comp Physiol, 2009, 296 (5): R1473 – 95.

［7］Wijdicks EF, Sheth KN, Carter BS, et al. American Heart Association Stroke Council. Recommendations for the management of cerebral and cerebellar infarction with swelling: a statement for healthcare professionals from the American Heart Association/American Stroke Association ［J］. Stroke, 2014, 45 (4): 1222 – 38.

［8］Czosnyka M, Pickard JD, Steiner LA. Principles of intracranial pressure monitoring and treatment ［J］. Handb Clin Neurol, 2017, 140: 67 – 89.

［9］Rajajee V, Riggs B, Seder DB. Emergency Neurological Life Support: Airway, Ventilation, and Sedation ［J］. Neurocrit Care, 2017, 27 (Suppl 1): 4 – 28.

［10］中华医学会神经外科学分会, 中国神经外科重症管理协作组. 中国神经外科重症患者气道管理专家共识 (2016) ［J］. 中华医学杂志, 2016, 96 (21): 1639 – 1642.

［11］中华医学会神经病学分会神经重症协作组, 中国医师协会神经内科医师分会神经重症专业委员会. 呼吸泵衰竭监测与治疗中国专家共识 ［J］. 中华医学杂志, 2018, 98 (43): 3467 – 3472.

［12］Sample GMP, Vandruff T. Code critical airway teams improves patient safety ［J］. Crit Care, 2010, 14 (Suppl 1）：231.

［13］Lauryn R，Sherif A，Michael A，Linda M，Andrew N. Designated Airway Emergency Team May Improve Survival Rates at Hospital Discharge ［C］. In Proceedings from the annual meeting of the American society anesthesiologists. New Orleans，LA，17－21 October 2009.

［14］Orebaugh SL. Difficult airway management in the emergency department ［J］. J Emerg Med，2002，22 （1）：31－48.

［15］Jaber S，Amraoui J，LefrantJY，et al. Clinical practice and risk factors for immediate complications of endo- tracheal intubation in the intensive care unit：a prospective，multiple-center study ［J］. Crit Care Med，2006，34 （9）：2355－61.

［16］Schmidt UH，Kumwilaisak K，Bittner E，et al. Effects of supervision by attending anesthesiologists on complications of emergency tracheal intubation ［J］. Anesthesiology，2008，109 （6）：973－7.

［17］Baillard C，FosseJP，Sebbane M，et al. Noninvasive ventilation improves preoxygenation before intubation of hypoxic patients ［J］. Am J Respir Crit Care Med，2006，174 （2）：171－7.

［18］Miguel-Montanes R，Hajage D，Messika J，et al. Use of high-flow nasal cannula oxygen therapy to prevent desaturation during tracheal intubation of intensive care patients with mild-to-moderate hypoxemia ［J］. Crit Care Med，2015，43 （3）：574－83.

［19］Jaber S，Monnin M，Girard M，et al. Apnoeicoxygenation via high-flow nasal cannula oxygen combined with non-invasive ventilation preoxygenation for intubation in hypoxaemic patients in the intensive care unit: the single-centre, blinded, randomised controlled OPTINIV trial [J]. Intensive Care Med, 2016, 42 (12): 1877 – 87.

[20] Lewis SR, Butler AR, Parker J, et al. Video-laryngoscopy versus direct laryngoscopy for adult patients requiring tracheal intubation [J]. Cochrane Database Syst Rev, 2016, 11: CD011136.

[21] Griesdale DE, Chau A, Isac G, et al. Video-laryngoscopy versus direct laryngoscopy in critically ill patients: a pilot randomized trial [J]. Can J Anaesth, 2012, 59 (11): 1032 – 9.

[22] Silverberg MJ, Li N, Acquah SO, et al. Comparison of video laryngoscopy versus direct laryngoscopy during urgent endotracheal intubation: a randomized controlled trial [J]. Crit Care Med, 2015, 43 (3): 636 – 41.

[23] Lascarrou JB, Boisrame-Helms J, Bailly A, et al. Video laryngoscopy vs direct laryngoscopy on successful first-pass orotracheal intubation among ICU patients: a randomized clinical trial [J]. JAMA, 2017, 317 (5): 483 – 93.

[24] Piepho T, Fortmueller K, Heid FM, et al. Performance of the C-MAC video laryngoscope in patients after a limited glottic view using Macintosh laryngoscopy [J]. Anaesthesia, 2011, 66 (12): 1101 – 5.

[25] Griesdale DE, Liu D, McKinney J, et al. Glide-

scope（R）video-laryngoscopy versus direct laryngoscopy for endotracheal intubation：a systematic review and meta- analysis [J]. Can J Anaesth, 2012, 59（1）：41 – 52.

［26］Su YC, Chen CC, Lee YK, et al. Comparison of video laryngoscopes with direct laryngoscopy for tracheal intubation：a meta-analysis of randomised trials［J］. Eur J Anaesthesiol, 2011, 28（11）：788 – 95.

［27］De Jong A, Molinari N, Conseil M, et al. Video laryngoscopy versus direct laryngoscopy for orotracheal intubation in the intensive care unit：a systematic review and meta-analysis［J］. Intensive Care Med, 2014, 40（5）：629 – 39.

［28］中华医学会麻醉学分会. 困难气道管理指南［J］. 临床麻醉学杂志, 2013, 29（1）：93 – 98.

［29］Plummer AL, Gracey DR. Consensus conference on artificial airway in patients receiving mechanical ventilation［J］. Chest, 1989, 96（1）：178 – 180.

［30］Wang F, Wu Y, Bo L, et al. The timing of tracheotomy in critically ill patients undergoing mechanical ventilation：a systematic review and meta-analysis of randomized controlled trials［J］. Chest, 2011, 140（6）：1456 – 65.

［31］Blot F, Similowski T, Trouillet JL, et al. Early tracheotomy versus prolonged endotracheal intubation in unselected severely ill ICU patients［J］. Intensive Care Med, 2008, 34（10）：1779 – 87.

［32］Tong CC, Kleinberger AJ, Paolino J, et al. Tracheotomy timing and outcomes in the critically ill［J］. Otolaryngol Head Neck Surg, 2012, 147 (1): 44 -51.

[33] Terragni PP, Antonelli M, Fumagalli R, et al. Early vs late tracheotomy fpr prevention of pneumonia in in mechanically ventilated adult ICU patients: a randomized controlled trial [J]. JAMA, 2010, 303 (15): 1483 -1489.

[34] Veelo DP, Binnekade JM, Buddeke AW, et al. Early predictability of the need for tracheotomy after admission to ICU: an observational study [J]. Acta Anaesthesiol Scand, 2010, 54 (9): 1083 -1088.

[35] Rumbak MJ, Newton M, Truncale T, et al. A prospective, randomized, study comparing early percutaneous dilational tracheotomy to prolonged translaryngeal intubation (delayed tracheotomy) in critically ill medical patients [J]. Crit Care Med, 2004, 32 (8): 1689 -94.

[36] Trouillet JL, Luyt CE, Guiguet M, et al. Early percutaneous tracheotomy versus prolonged intubation of mechanically ventilated patients after cardiacsurgery: a randomized trial [J]. Ann Intern Med, 2011, 154 (6): 373 -83.

[37] Hernández G, Ortiz R, Pedrosa A, et al. The indication of tracheotomy conditions the predictors of time to decannulation in critical patients [J]. Med Intensiva, 2012, 36 (8): 531 -9.

[38] Seder DB, Yahwak JA (2012) . Percutaneous tracheostomy [M]. In: K Lee (Ed.), The Neuro-ICU Book, McGraw Hill, New York, pp. 723 -733.

[39] McCredie VA, Alali AS, Scales DC, et al. Effect of

Early Versus Late Tracheostomy or Prolonged Intubation in Critically Ill Patients with Acute Brain Injury: A Systematic Review and Meta-Analysis [J]. Neurocrit Care, 2017, 26 (1): 14 -25.

[40] Torbey MT, Bösel J, Rhoney DH, et al. Evidence-based guidelines for the management of large hemispheric infarction: a statement for health care professionals from the Neurocritical Care Society and the German Society for Neuro-intensive Care and Emergency Medicine [J]. Neurocrit Care, 2015, 22 (1): 146 -64.

[41] Davis DP, Idris AH, Sise MJ, et al. Early ventilation and outcome in patients with moderate to severe traumatic brain injury [J]. Crit Care Med, 2006, 34: 1202 -8.

[42] Brandi G, Stocchetti N, Pagnamenta A, et al. Cerebral metabolism is not affected by moderate hyperventilation in patients with traumatic brain injury [J]. Critical Care, 2019, 23: 45.

[43] 中华医学会神经病学分会神经重症协作组, 中国医师协会神经内科医师分会神经重症专业委员会. 难治性颅内压增高的监测与治疗中国专家共识 [J]. 中华医学杂志, 2018, 98 (45): 3643 -3652.

[44] Carney N, Totten AM, O'Reilly C, et al. Guidelines for the Management of Severe Traumatic Brain Injury, Fourth Edition [J]. Neurosurgery, 2017, 80: 6 -15.

[45] Bennett SS, Graffagnino C, Borel CO, et al. Use of high frequency oscillatory ventilation (HFOV) in neurocritical care patients [J]. Neurocrit Care, 2007, 7: 221 -226.

[46] Petridis AK, Doukas A, Kienke S, et al. The effect of lung protective permissive hypercapnia in intracerebral pressure in patients with subarachnoid haemorrhage and ARDS: A retrospective study [J]. Acta Neurochir, 2010, 152: 2143 – 2145.

[47] Young NH, Andrews PJ. High-frequency oscillation as a rescue strategy for brain-injured adult patients with acute lung injury and acute respiratory distress syndrome [J]. Neurocrit Care, 2011, 15: 623 – 633.

[48] Restrepo RD, Walsh BK. Humidification During Invasive and Noninvasive Mechanical Ventilation: 2012 [J]. Respir Care, 2012, 57 (5): 782 – 788.

[49] Cinotti R, Bouras M, Roquilly A, et al. Management and weaning from mechanical ventilation in neurologic patients [J]. Ann Transl Med, 2018, 6 (19): 381.

[50] Asehnoune K, Roquilly A, Cinotti R. Respiratory Management in Patients with Severe Brain Injury [J]. Critical Care, 2018, 22: 76.

[51] Ouellette DR, Patel S, Girard TD, et al. Liberation From Mechanical Ventilation in Critically Ill Adults: An Official American College of Chest Physicians/American Thoracic Society Clinical Practice Guideline: Inspiratory Pressure Augmentation During Spontaneous Breathing Trials, Protocols Minimizing Sedation, and Noninvasive Ventilation Immediately After Extubation [J]. Chest, 2017, 151 (1): 166 – 180.

[52] 刘婷婷, 康焰. 人工气道拔除的影响因素和预测

指标［J］. 华西医学, 2014, 29（11）: 2183 - 2186.

［53］Pierachille Santus, Andrea Gramegna, Dejan Rado-vanovic, et al. A systematic review on tracheostomy decannula-tion: a proposal of a quantitative semiquantitative clinical score ［J］. BMC Pulm Med, 2014, 14: 201.

［54］Fan E, Zakhary B, Amaral A, McCannon J, Girard TD, Morris PE, Truwit JD, Wilson KC, Thomson CC. Libera-tion from Mechanical Ventilation in Critically Ill Adults. An Of-ficial ATS/ACCP Clinical Practice Guideline ［J］. Ann Am Thorac Soc. 2017 Mar; 14（3）: 441 - 443.

五、重症脑卒中的体温管理

发热反应是一种重要的适应性宿主防御反应。然而，与普通疾病不同，在存在急性神经系统损伤（例如卒中）的情况下，发热常伴随更严重的结果，而不是通常认为的适应性反应。例如更大的梗死体积、更高的病死率以及更严重的残疾和生活依赖性[1-5]。与发热有关的继发性损伤的潜在机制是由体温升高导致的炎症反应增强。这使得血脑屏障对免疫细胞的渗透性增强，导致脑水肿和神经元死亡。此外，发热会增加自由基的产生，促进谷氨酸释放并导致兴奋性神经毒性[6,7]。多年来，研究人员和临床医生已将发热确定为卒中后患者管理中的一个关键内容。另外，诱导性低温在局灶性脑缺血的动物模型中显示出有一定的潜力，但其临床应用仍有待进一步研究。总体而言，目前关于重症脑卒中患者体温管理的数据非常有限，现阶段只能基于较低质量的证据提出一些推荐意见。

（一）重症脑卒中的发热

1. 发热监测的对象与频率

（1）指导规范

1）建议住院患者至少每隔 4 小时监测体温一次，直至病情稳定。

2）推荐发热的重症脑卒中患者，要详细了解病情，进行必要的查体、检验和检查,分析发热原因。

(2) 证据和指南

卒中后40% ~60%的患者出现发热[8,9],并且与不良预后独立相关[10]。因此,体温管理被认为是卒中患者的标准治疗方法。

2009年美国AHA/ASA护理指南推荐,在医院中应定时或根据需要监测体温,最少不应低于每4小时一次[11]。直肠和膀胱的温度是较准确的核心体温测量方法,但最近的一项研究指出,在美国临床实践中口腔仍是包括卒中在内的神经系统疾病患者测量体温的主要部位[12]。虽然对于卒中患者,有使用腋窝作为温度测量部位的研究报道,但是不建议作为急性期患者的标准体温测量部位[13]。在测体温时,必须意识到无论是口腔还是膀胱和直肠温度都通常低于脑温0.1~2.0℃,并且这种梯度在发热期间更大[14]。

医生应该确定发热的来源。发热可能继发于卒中的原因,例如感染性心内膜炎,也可能代表并发症的出现,例如肺炎、尿路感染或脓毒症。另外,还应考虑到非感染性发热的原因,如吸收热、中枢性发热、药物热、非特异性炎症和其他少见原因的发热等。非感染性发热常比感染性发热发生更早(47.4h VS 98.3h)[15]。发热的原因通常通过病史、查体、检验和检查综合分析得到,对下一步的处理有重要指导意义(见图2)。

2. 发热的预防与处理指征

(1) 指导规范

不推荐使用药物预防重症脑卒中患者的发热;建议发热处理的阈值设定为体温>37.5℃。

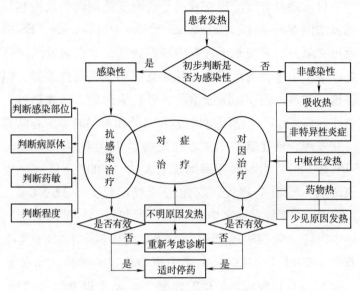

图2　重症脑卒中患者发热处理流程

（2）证据和指南

由于发热对卒中患者的负面影响，通常假设维持正常体温或降低急性升高的体温可改善卒中患者的预后[16]。但是，目前对于卒中患者的发热进行预防和积极处理是否能改善临床结局，尚未得到临床试验的普遍支持。在一项小型随机试验中，每日给予无发热的卒中患者3 900 mg对乙酰氨基酚进行发热的预防，最后的结论是，药物可能会阻止体温过高或适度降低体温，但不能对临床结局产生显著的影响[17]。一项2 500例患者的大型随机、双盲、安慰剂对照试验，评估早期用对乙酰氨基酚治疗是否能通过降低体温和预防发热从而改善功能结局，结果发现试验组和对照组之间并无统计学差异[18]。

目前还没有广泛建立或接受的温度处理阈值或控制目标，欧洲卒中组织（European Stroke Organization，ESO）通过文献分析发现基于现有的研究证据，是否对发热进行处理对卒中患者的功能改善和病死率均无显著性差异。但各指南普遍提倡在排除或治疗感染性原因后，对发热进行对症处理[19]。一项澳大利亚、新西兰和英国的多中心队列研究发现，重症脑卒中患者在发病后 24 小时内的体温 < 37℃或 >39℃均与病死率增加有关[20]。2007 年欧洲卒中倡议执行委员会建议，起始治疗温度设为 > 37.5℃[21]。2009 年 AHA 缺血性卒中患者的护理和跨学科护理科学概述中，将"应该积极管理 >37.6℃的体温"作为Ⅰ类推荐[11]。2013 年 AHA/ASA 卒中指南规定，维持正常体温（T < 37.6℃）应该是护理的标准[22]。基于以上指南意见，本规范将发热处理的具体体温阈值设定为 >37.5℃。

3. 发热的处理

（1）指导规范

发热的处理首先应根据发热的原因进行病因治疗；建议对症治疗时，退热药首选对乙酰氨基酚，但应注意不良反应和药物的相互作用，尤其是增加出血风险；物理降温应该与退热药一起或在使用了退热药物后使用，且应密切观察是否出现寒战，一旦出现寒战应停用物理降温；建议采用流程化和集束化的方法进行发热的管理，以提高执行力。

（2）证据和指南

在常规临床实践中，首先通过临床排查以确定发热的原因从而进行对因治疗，然后再考虑给予药物或物理降温进行对症治疗，是全世界的标准治疗方案。

目前具有较多循证医学证据的降温药物只有对乙酰氨基酚。一项在急性卒中比较对乙酰氨基酚和布洛芬（PISA）的试验发现，布洛芬在维持正常体温方面不比安慰剂或对乙酰氨基酚更有益，并且可能增加出血的风险[23]。针对入院体温为 36～39℃的急性缺血性卒中患者的多中心双盲随机对照试验（PAIS 研究）发现，发病后 12 小时内高剂量对乙酰氨基酚（6g/d）总体上并未改善卒中预后，但亚组分析在入院体温为 37～39℃ 的患者中可能有益[24]。随后的 PAIS 2 研究因为招募缓慢和资金缺乏而提前中止，中期结果提示高剂量对乙酰氨基酚治疗似乎是安全的，但对卒中患者功能结局的影响仍不确定。2017 年的一项 Meta 分析显示，对乙酰氨基酚对急性脑卒中患者的体温降低有一定的促进作用，但对改善患者的功能预后和减少不良事件无明显作用[25]。目前，对卒中后发热的患者使用退热药是 AHA/ASA 指南的标准处理[22]，美国的初级卒中中心最常使用口服对乙酰氨基酚，剂量为每 4 小时 650mg[12]。低血压是静脉注射对乙酰氨基酚公认的重要副作用，需要在急性卒中患者中进行密切监测。口服对乙酰氨基酚时需要注意它与其他药物的相互作用，如长期规律每日服用对乙酰氨基酚可增强华法林和其他香豆素类的抗凝作用，因而可增加出血风险。

物理降温对卒中患者具有联合降温效果，主要措施包括冰袋、空气或水循环降温毯、水循环垫和冰盐水输注等[6]。使用留置静脉导管进行温度控制，也被用于管理卒中后发热，但不被视为一线治疗方法[12]。需要注意的是，在使用物理降温前应先服用退热药，这对于避免物理降温措施引起的寒战至关重要，后者会增加氧气的消耗和代谢需求。在寒战阶段，身体通过肌肉产热来抵抗由于物理因素而引起的降温，以达到并维持更高的体温设定点。因此，在物理降温的患者中，物理降温应该与退热药一起或在使用了退热药物后再使用[26]，并且使用经过验证的评估措施来监测寒战。在迄今为止唯一一项针对降温毯降温的研究中，较高的降温毯温度（24℃ VS 7℃）可在有效降低发热期间体温的同时保持最佳舒适度[27]。最后，在使用物理降温的方案中，应强调在手、脚和腹股沟上使用保护性包裹或表面隔热措施以减少寒战。

发热经常由护士直接处理，他们的决策与临床结局相关。以前的研究表明，围绕发热问题的护士决策差异很大，他们有时会忽略了发热的处理[28-30]。对美国护士的调查显示，27%的受访者表示他们的医疗机构有发热管理的流程，但只有8%有专门针对卒中患者的特定方案[12]。

集束化的发热管理方法有望通过增加执行力而改善质量控制。一项随机对照试验研究了在入院后最初72小时内使用基于循证证据的集束化管理（包括发热、血糖和吞咽）能否改善卒中患者的预后[31]。该集束化方案的发热管理部分包括定期监测体温和给体温 >37.5℃的患者服用对乙酰氨基酚。结果发现，那些使用集束化管理的急性卒中单元患者的平均体温显著降低，并且在出院后90天改良 Rankin 量表评分改善。但由于此研究采用的是多方面问题的集束化护理方法，尚不清楚发热负担的减少在多大程度上直接影响患者的预后。随后的荟萃分析中使用多元逻辑回归分析排除了随机化 RCT 的原因，表明患者预后改善的主要决定因素是高血糖和发热管理[32, 33]。

（二）重症脑卒中的低温治疗

1. 低温治疗的适应证

（1）指导规范

1）不推荐常规应用诱导性低温治疗重症脑卒中患者。

2）重症脑卒中患者在规范治疗后脑肿胀仍进行性加重，且不适宜手术或患者家属拒绝手术时可考虑低温治疗。

3）建议拟进行低温治疗的患者在发病 6 ~ 72 小时开始低温治疗或根据 ICP（ > 20mmHg）确定低温治疗起始时间。

（2）证据和指南

低温已被证明在实验性局灶性脑缺血模型中具有神经保护作用。低温可能会延迟能量储备的耗尽，减少细胞内酸中毒，减缓缺血细胞钙内流，抑制氧自由基的产生，改变凋亡信号，抑制炎症和细胞因子的产生，并减少兴奋性氨基酸的影响[34, 35]。轻度至中度低温是各指南在心脏骤停后昏迷患者中推荐的首选神经保护策略[36, 37]。然而，诱导低温治疗对脑卒中患者的有效性存在较大争议，美国[22]和欧洲[38]的指南都不推荐常规通过诱导性低温的方法改善重症脑卒中患者的功能结局和降低病死率。

两项小型研究评估了低温治疗恶性脑梗死患者的作用，结果是不确定的[39, 40]。2009 年的一项系统评价中也没有证实低温治疗对卒中患者有效[41]。2012 年一项 Meta

分析纳入了 7 项平行对照临床试验，共 288 名脑梗死患者，结果显示诱导性低温治疗不会显著改善卒中患者的功能预后和降低病死率。不过，由于纳入研究的高度异质性和研究数量有限，这一结论应谨慎对待[42]。一项大脑半球大面积（≥MCA 供血区的 2/3）脑梗死患者的 RCT 研究显示：部分颅骨切除减压术联合低温治疗 6 个月后神经功能预后好于单纯手术组，并未增加治疗相关风险，且出现了改善生存患者神经功能预后的趋势[43]。

低温治疗出血性脑卒中的研究很少，难以给出普遍性结论。一项有 6 例试验组的队列研究显示，脑出血发病 48 小时内接受低温治疗的患者 MRS 评分优于常温组，提示早期低温治疗脑出血患者可能获益[44]。一项幕上大容积（>25ml）脑出血患者的历史对照研究显示：对照组 90d 存活率较低温组低（72% VS 100%），对照组 14d 内脑水肿体积较低温组显著增加，提示低温治疗可能避免了血肿周边水肿加重，从而改善预后[45]。多中心临床试验发现，手术治疗颅内动脉瘤破裂时给予的低温治疗并未改善蛛网膜下腔出血后的预后[46]。

2. 低温治疗的方法

（1）指导规范

1）推荐选择具有温度反馈调控装置的新型全身体表低温技术或血管内低温技术开展低温治疗，普通降温毯不应视为低温治疗技术。

2）推荐快速诱导低温，可选择 4℃ 生理盐水静脉输注辅助诱导低温。注意常规评估寒战程度，使用镇痛、镇静或肌松药物控制寒战。

3）推荐通过膀胱或直肠监测体温，目标温度为 32～35℃，维持时长至少 24 小时。

4）推荐缓慢主动复温，在 24～72 小时内逐渐达到正常体温。

（2）证据和指南

许多关于诱导性低温的临床试验都是为了确定各种降温技术的安全性和可行性而设计的。迄今为止，没有任何试验具有足够的样本量来提供可靠的结果。研究使用降温毯诱导轻度至中度低温的研究结果显示，虽然可以达到目标温度，但降温速度慢，控温精准度差，并且在非瘫痪非机械通气患者中寒战成为严重问题[47]。与降温毯相比，新型体表降温装置降温速度快，对温度控制效果更好，维持低温目标时间更长，设备相关皮肤损伤发生率更低[48, 49]。而血管内低温技术与传统体表降温相比，安全可行、耐受性好、控温精准[50, 51]，且允许体表保温，从而使寒战程度减轻，抗寒战药物使用减少，但增加了有创操作风险，如出血、感染和深静脉血栓形成等。血管内低温技术与新型体表降温技术比较，温度达标时间差异无统计学意义[52]。为了更快地诱导低温，采用4℃生理盐水辅助降温耐受性良好，且不增加并发症[53, 54]。

降温过程中患者易出现寒战，Badjatia 提出了床旁寒战评估量表（Bedside Shivering Assessment Scale，BSAS）[55]（表3）。经临床研究证实，该量表简单、可靠、可重复性强[56]。常用的抗寒战药物包括：镇痛剂哌替啶和镇静剂咪达唑仑、丙泊酚或右美托咪定。它们均可使寒战阈值下降，联合使用可提高效果[57-59]。神经肌肉阻滞剂维库溴胺或罗库溴铵等可以使肌肉产热减少，当寒战控制不佳时，可加用。

表3　床旁寒战评估量表（BSAS）

评分	定义
0	无：触诊咬肌，颈部或胸壁时没有颤抖
1	轻度：颤抖只局限于颈部和/或胸部
2	中度：除颈部和胸部外，颤抖还涉及上肢的大量运动
3	重度：颤抖涉及躯干和上下肢的粗大运动

核心体温监测的"金标准"是肺动脉导管温度，其与脑部温度最接近[60]。心肺复苏患者的低温研究显示：诱导低温阶段和维持低温阶段，最接近肺动脉温度的依次是膀胱、直肠和鼓膜温度；复温阶段，最接近肺动脉温度的是直肠、膀胱和鼓膜温度[61]。现在临床常用的新型体表降温或血管内降温设备一般均有膀胱测温尿管，可以达到核心体温测量和温度反馈的要求。

目前普遍接受的观点[37, 62]和多数的临床试验[43, 44]的低温目标温度都在 32~35℃。缺血性卒中患者中常用的低温维持时间为 24~72 小时[42]，脑出血低温维持时间为 8~10 天[44, 45]。因此，专家建议诱导性低温治疗维持时长至少 24 小时。

当复温速率相对较快时，患有严重半球卒中的患者，特别是伴有水肿和占位效应的患者，更容易受到颅内压反弹的影响[22]。在 24~72 小时内缓慢主动复温是相对较为合理和安全的[42, 45]。

关于重症脑卒中患者中低温的临床应用，仍有许多问题无法解答，期待更大规模的具有可行性的诱导性低温临床试验。

参考文献

[1] Chen H, Chopp M, Welch KM. Effect of mild hyperthermia on the ischemic infarct volume after middle cerebral artery occlusion in the rat [J]. Neurology, 1991, 41 (7): 1133 - 5.

[2] Greerd M, Funk SE, Reaven NL, et al. Impact of Fever on Outcome in Patients With Stroke and Neurologic Injury A Comprehensive Meta-Analysis [J]. Stroke, 2008, 39 (11): 3029 - 35.

[3] Hajat C, Hajat S, Sharma P. Effects of poststroke pyrexia on stroke outcome: a meta-analysis of studies in patients [J]. Stroke, 2000, 31 (2): 410 - 4.

[4] Reith J, Jorgensen HS, Pedersen PM, et al. Body temperature in acute stroke: relation to stroke severity, infarct size, mortality, and outcome [J]. Lancet (London, England), 1996, 347 (8999): 422 - 5.

[5] Rincon F, Hunter K, Schorr C, et al. The epidemiology of spontaneous fever and hypothermia on admission of brain injury patients to intensive care units: a multicenter cohort study [J]. Journal of Neurosurgery, 2014, 121 (4): 950 - 60.

[6] Kallmuenzer B, Kollmar R. Temperature Management in Stroke-an Unsolved, but Important Topic [J]. Cerebrovascular Diseases, 2011, 31 (6): 532 - 43.

［7］Saini M, Saqqur M, Kamruzzaman A, et al. Effect of Hyperthermia on Prognosis After Acute Ischemic Stroke ［J］. Stroke, 2009, 40 （9）: 3051 –9.

［8］Rincon F, Patel U, Schorr C, et al. Brain Injury as a Risk Factor for Fever Upon Admission to the Intensive Care Unit and Association With In-Hospital Case Fatality: A Matched Cohort Study ［J］. Journal of Intensive Care Medicine, 2015, 30 （2）: 107 –14.

［9］Wrotek SE, Kozak WE, Hess DC, et al. Treatment of Fever After Stroke: Conflicting Evidence ［J］. Pharmacotherapy, 2011, 31 （11）: 1085 –91.

［10］Phipps MS, Desai RA, Wira C, et al. Epidemiology and outcomesof fever burden among patients with acute ischemic stroke ［J］. Stroke, 2011, 42 （12）: 3357 –62.

［11］Summers D, Leonard A, Wentworth D, et al. Comprehensive Overview of Nursing and Interdisciplinary Care of the Acute Ischemic Stroke Patient A Scientific Statement From the American Heart Association ［J］. Stroke, 2009, 40 （8）: 2911 –44.

［12］Rockett H, Thompson HJ, Blisitt PA. Fever Management Practices of Neuroscience Nurses: What Has Changed? ［J］. Journal of Neuroscience Nursing, 2015, 47 （2）: 66 –75.

［13］O'gradyn P, Barie PS, Bartlett JG, et al. Guidelines for evaluation of new fever in critically ill adult patients: 2008 update from the American College of Critical Care Medicine and the Infectious Diseases Society of America ［J］. Critical Care Medicine, 2008, 36（4）: 1330 - 49.

［14］Mcilvoy L. Fever management in patients with brain injury［J］. AACN advanced critical care, 2012, 23（2）: 204 - 11.

［15］Georgilis K, Plomaritoglou A, Dafni U, et al. Aetiology of fever in patients with acute stroke［J］. J Intern Med, 1999, 246（2）: 203 - 9.

［16］Jorgensen HS, Reith J, Nakayama H, et al. What determines good recovery in patients with the most severe strokes? The Copenhagen Stroke Study［J］. Stroke, 1999, 30（10）: 2008 - 12.

［17］Kasners E, Wein T, Piriyawat P, et al. Acetaminophen for altering body temperature in acute stroke: a randomized clinical trial［J］. Stroke, 2002, 33（1）: 130 - 4.

［18］Dippel DW, Van Breda EJ, Van Gemert HM, et al. Effect of paracetamol（acetaminophen）on body temperature in acute ischemic stroke: a double-blind, randomized phase II clinical trial［J］. Stroke, 2001, 32（7）: 1607 - 12.

［19］Kirkmanm A, Citerio G, Smith M. The intensive care management of acute ischemic stroke: an overview［J］. Intensive Care Med, 2014, 40（5）: 640 - 53.

［20］Saxena M, Young P, Pilcher D, et al. Early temperature and mortality in critically ill patients with acute neurological diseases: trauma and stroke differ from infection［J］. Intensive Care Med, 2015, 41（5）: 823 - 32.

［21］Leys D, Ringelstein EB, Kaste M, et al. The main

components of stroke unit care: Results of a European expert survey [J]. Cerebrovascular Diseases, 2007, 23 (5 - 6): 344 - 52.

[22] Jauch EC, Saver JL, Adams HP, et al. Guidelines for the Early Management of Patients With Acute Ischemic Stroke A Guideline for Healthcare Professionals From the American Heart Association/ American Stroke Association [J]. Stroke, 2013, 44 (3): 870 - 947.

[23] Dippel DWJ, Van Breda EJ, Van Der Worp HB, et al. Effect of paracetamol (acetaminophen) and ibuprofen on body temperature in acute ischemic stroke PISA, a phase II double-blind, randomized, placebo-controlled trial ISRCTN98608690 [J]. BMC cardiovascular disorders, 2003, 3: 2.

[24] Den Hertog HM, Van Der Worp HB, Van Gemert H MA, et al. The Paracetamol (Acetaminophen) In Stroke (PAIS) trial: a multicentre, randomised, placebo-controlled, phase III trial [J]. Lancet Neurology, 2009, 8 (5): 434 - 40.

[25] Fang J, Chen C, Cheng H, et al. Effect of paracetamol (acetaminophen) on body temperature in acute stroke: A meta-analysis [J]. Am J Emerg Med, 2017, 35 (10): 1530 - 5.

[26] Thompsonh J. Evidence-base for Fever interventions following stroke [J]. Stroke, 2015, 46 (5): e98 - e100.

[27] Caruso CC, Hadley BJ, Shukla R, et al. Cooling effects and comfort of four cooling blanket temperatures in humans with fever [J]. Nursing research, 1992, 41 (2): 68 - 72.

［28］Bravatad M, Wells CK, LO A C, et al. Processes of Care Associated With Acute Stroke Outcomes ［J］. Archives of Internal Medicine, 2010, 170 （9）: 804 – 10.

［29］KILPATRICKM M, LOWRY D W, FIRLIK A D, et al. Hyperthermia in the neurosurgical intensive care unit ［J］. Neurosurgery, 2000, 47 （4）: 850 – 5.

［30］Thompson HJ, Kirkness CJ, Mitchell PH. Intensive care unit management of fever following traumatic brain injury ［J］. Intensive & critical care nursing, 2007, 23 （2）: 91 – 6.

［31］Middleton S, Mcelduff P, Ward J, et al. Implementation of evidence-based treatment protocols to manage fever, hyperglycaemia, and swallowing dysfunction in acute stroke （QASC）: a cluster randomised controlled trial ［J］. Lancet, 2011, 378 （9804）: 1699 – 706.

［32］Druryp, Levi C, D'este C, et al. Quality in Acute Stroke Care （QASC）: process evaluation of an intervention to improve the management of fever, hyperglycemia, and swallowing dysfunction following acute stroke ［J］. Int J Stroke, 2014, 9 （6）: 766 – 76.

［33］Middletons, Coughlan K, MnatzaGanian G, et al. Mortality Reduction for Fever, Hyperglycemia, and Swallowing Nurse- Initiated Stroke Intervention: QASC Trial （Quality in Acute Stroke Care） Follow-Up ［J］. Stroke, 2017, 48 （5）: 1331 – 6.

［34］Hammerm D, Krieger DW. Hypothermia for acute ischemic stroke: not just another neuroprotectant ［J］. The neurologist, 2003, 9 (6): 280 – 9.

[35] Linares G, Mayer SA. Hypothermia for the treatment of ischemic and hemorrhagic stroke [J]. Critical Care Medicine, 2009, 37 (7): S243 – S9.

[36] Bernard SA, Gray TW, Buist MD, et al. Treatment of comatose survivors of out-of-hospital cardiac arrest with induced hypothermia [J]. The New England journal of medicine, 2002, 346 (8): 557 – 63.

[37] Nolanj P, Neumar RW, Adrie C, et al. Post-cardiac arrest syndrome: Epidemiology, pathophysiology, treatment, and prognostication A Scientific Statement from the International Liaison Committee on Resuscitation; the American Heart Association Emergency Cardiovascular Care Committee; the Council on Cardiovascular Surgery and Anesthesia; the Council on Cardiopulmonary, Perioperative, and Critical Care; the Council on Clinical Cardiology; the Council on Stroke [J]. Resuscitation, 2008, 79 (3): 350 – 79.

[38] Ntaiosg, Dziedzic T, Michel P, et al. European Stroke Organisation (ESO) guidelines for the management of temperature in patients with acute ischemic stroke [J]. Int J Stroke, 2015, 10 (6): 941 – 9.

[39] Georgiadis D, Schwarz S, Aschoff A, et al. Hemicraniectomy and moderate hypothermia in patients with severe ischemic stroke [J]. Stroke, 2002, 33 (6): 1584 – 8.

[40] Milhaudd, Thouvenot E, Heroum C, et al. Prolonged moderate hypothermia in massive hemispheric infarction

Clinical experience [J]. Journal of Neurosurgical Anesthesiology, 2005, 17 (1): 49 – 53.

[41] Den Hertog HM, Van Der Worp HB, Tseng M-C, et al. Cooling therapy for acute stroke [J]. Cochrane Database Syst Rev, 2009, (1): CD001247.

[42] Lakhans E, Pamplona F. Application of mild therapeutic hypothermia on stroke: a systematic review and meta-analysis [J]. Stroke Res Treat, 2012, 2012: 295906.

[43] Els T, Oehm E, Voigt S, et al. Safety and therapeutical benefit of hemicraniectomy combined with mild hypothermia in comparison with hemicraniectomy alone in patients with malignant ischemic stroke [J]. Cerebrovasc Dis, 2006, 21 (1 – 2): 79 – 85.

[44] Abdullahj M, Husin A. Intravascular hypothermia for acute hemorrhagic stroke: a pilot study [J]. Acta Neurochir Suppl, 2011, 111: 421 – 4.

[45] Kollmar R, Staykov D, Dorfler A, et al. Hypothermia reduces perihemorrhagic edema after intracerebral hemorrhage [J]. Stroke, 2010, 41 (8): 1684 – 9.

[46] Todd MM, Hindman BJ, Clarke WR, et al. Mild intraoperative hypothermia during surgery for intracranial aneurysm [J]. New England Journal of Medicine, 2005, 352 (2): 135 – 45.

[47] Lazzaro MA, Prabhakaran S. Induced hypothermia in acute ischemic stroke [J]. Expert Opin Investig Drugs, 2008, 17 (8): 1161 – 74.

[48] Mayers A, Kowalski RG, Presciutti M, et al. Clinical trial of a novel surface cooling system for fever control in neurocritical care patients [J]. Crit Care Med, 2004, 32 (12): 2508 – 15.

[49] Jarrah S, Dziodzio J, Lord C, et al. Surface cooling after cardiac arrest: effectiveness, skin safety, and adverse events in routine clinical practice [J]. Neurocrit Care, 2011, 14 (3): 382 – 8.

[50] Georgiadis D, Schwarz S, Kollmar R, et al. Endovascular cooling for moderate hypothermia in patients with acute stroke: first results of a novel approach [J]. Stroke, 2001, 32 (11): 2550 – 3.

[51] Holzer M, Mullner M, Sterz F, et al. Efficacy and safety of endovascular cooling after cardiac arrest: cohort study and Bayesian approach [J]. Stroke, 2006, 37 (7): 1792 – 7.

[52] Tomte O, Draegnit, Mangschau A, et al. A comparison of intravascular and surface cooling techniques in comatose cardiac arrest survivors [J]. Crit Care Med, 2011, 39 (3): 443 – 9.

[53] Polderman KH, Rijnsburger ER, Peerdeman SM, et al. Induction of hypothermia in patients with various types of neurologic injury with use of large volumes of ice-cold intravenous fluid [J]. Crit Care Med, 2005, 33 (12): 2744 – 51.

[54] Skulec R, Truhlar A, Seblova J, et al. Pre-hospital cooling of patients following cardiac arrest is effective using even low volumes of cold saline [J]. Crit Care, 2010, 14 (6):

R231.

[55] Badjatia N, Strongilis E, Gordon E, et al. Metabolic impact of shivering during therapeutic temperature modulation: the Bedside Shivering Assessment Scale [J]. Stroke, 2008, 39 (12): 3242 - 7.

[56] Olsond M, Grissom JL, Williamson RA, et al. Interrater reliability of the bedside shivering assessment scale [J]. Am J Crit Care, 2013, 22 (1): 70 - 4.

[57] Doufas AG, Lin CM, Suleman MI, et al. Dexmedetomidine and meperidine additively reduce the shivering threshold in humans [J]. Stroke, 2003, 34 (5): 1218 - 23.

[58] Lenhardtr, Orhan-Sungur M, Kom Atsu R, et al. Suppression of shivering during hypothermia using a novel drug combination in healthy volunteers [J]. Anesthesiology, 2009, 111 (1): 110 - 5.

[59] Mokhtarani M, Mahgoub AN, Morioka N, et al. Buspirone and meperidine synergistically reduce the shivering threshold [J]. Anesth Analg, 2001, 93 (5): 1233 - 9.

[60] Akatat, Setoguchi H, Shirozu K, et al. Reliability of temperatures measured at standard monitoring sites as an index of brain temperature during deep hypothermic cardiopulmonary bypass conducted for thoracic aortic reconstruction [J]. J Thorac Cardiovasc Surg, 2007, 133 (6): 1559 - 65.

[61] Shin J, Kim J, Song K, et al. Core temperature measurement in therapeutic hypothermia according to different phases: comparison of bladder, rectal, and tympanic versus

pulmonary artery methods [J]. Resuscitation, 2013, 84 (6):
810 - 7.

[62] Bernard SA, Buist M. Induced hypothermia in criti-
cal care medicine: a review [J]. Critical care medicine,
2003, 31 (7): 2041 - 51.

六、重症脑卒中的血压管理

高血压是亚洲地区人群脑卒中发病的主要危险因素[1]。脑卒中发病时，有 60% ~ 70% 的患者存在高血压（收缩压 > 140mmHg），且脑出血患者血压升高比缺血性卒中患者更为明显[2]。研究发现，脑卒中发病时血压升高一般在发病后 24 小时或几天内逐渐下降[3-5]。持续高血压会增加出血转化、血肿增大及脑水肿恶化的风险，从而影响卒中患者的神经功能预后[6,7]。针对重症脑卒中的血压控制目前仍然缺乏足够的循证证据，对于血压的管控需要分析血压升高的原因，区分脑卒中的类型，同时兼顾脑灌注、脑水肿和颅内压情况进行综合考虑。

（一）急性缺血性卒中

1. 指导规范

（1）急性缺血性卒中患者，如果合并的并发症（如合并主动脉夹层、溶栓后症状性脑出血、急性冠脉事件、急性心力衰竭或先兆子痫等）需要降压时，早期降压治疗使初始血压降低 15% 可能是安全的，但要兼顾脑灌注压。

（2）对未接受静脉溶栓或血管内治疗的患者，收缩压持续升高 ≥200mmHg 或舒张压持续升高 ≥110mmHg，可进行降压治疗；计划进行 rt-PA 静脉溶栓治疗的高血压患者，溶栓治疗前血压控制目标为收缩压 < 180mmHg 及舒张压 <

100mmHg。机械取栓过程中，推荐血压控制在 180/105mmHg 以内，取栓后血管再通者，可以考虑将收缩压控制在 140mmHg 以下。

（3）大面积脑梗死手术患者需行血压管理，防止血压波动过大。去骨瓣减压术前，血压控制目标为 < 180/100mmHg；术后 8 小时内，血压控制目标为收缩压低于 160mmHg。

2. 证据和指南

正常情况下机体对血压具有一定的自我调节能力，由于缺血性卒中患者可能存在一定程度的血管狭窄，血压过低将会引起脑组织灌注不足，使缺血性卒中病情加重。因此，2018 年 AHA/ASA 最新指南对缺血性脑卒中血压管理建议进行了更新：必须纠正缺血性卒中低血压和低血容量以维持器官正常功能所需的基本灌注[8]。

然而，血压过高超过 220/120mmHg 这一血压自我调节的上限又会增加缺血组织高灌注及出血转化的风险[9]。约 70% 的缺血性卒中患者急性期血压升高，多数在卒中后24 小时内血压自发降低。国内的 CATIS 研究纳入 4071 例血压 140 ~ 220mmHg、发病 48 小时内的缺血性卒中患者进行研究，结果发现强化降压（血压在 1 天内降低 10% ~ 25%，治疗后血压水平维持低于 140/90mmHg）对 14 天内、出院时及 3 个月的死亡和严重残疾无明显影响，但可能是安全的[10]。

2018 年 AHA/ASA 急性缺血性卒中早期管理指南[8]建议：AIS（acute ischemic stroke，AIS）患者，如果伴有的合并症［如合并急性冠脉事件、急性心力衰竭、主动脉夹层、溶栓后 sICH（symptomatic intracranial hemorrhage）或先兆子痫等］需要降血压时，初始血压降低 15% 可能是安全的。

严重高血压常被排除在临床试验之外，对于血压 ≥ 200/110mmHg，未接受静脉溶栓或血管内治疗，并且无合并症需要紧急降压治疗的患者，在 AIS 后最初 48～72 小时内启动或重新启动降压治疗的获益不确定，但习惯上对这些患者进行降压治疗。2018 年中国急性缺血性脑卒中诊治指南[11]建议血压持续升高至收缩压持续升高 ≥200mmHg 或舒张压 ≥110mmHg，可予降压治疗。对于血压 > 140/90mmHg，神经功能稳定的患者，除非存在降压的禁忌证，在住院期间启动或重新启动降压治疗是安全的[10-12]。

几项研究对急性缺血性卒中接受 rt-PA 静脉溶栓的患者发病前、发病后血压控制目标进行探讨。其中一项独立调查研究纳入的 427 例卒中患者中，分别比较溶栓前强化降压治疗、标准降压治疗及非降压治疗后不良事件的发生率，分析结果显示：静脉溶栓治疗前降压治疗对不良神经功能结局无明显改善[13]。SITS-ISTR 非随机对照试验研究显示，收缩压与临床结局呈 U 形曲线的关系。溶栓后持续 24 小时血压升高与不良结局有关。患者血压维持在 141～150mmHg 具有更好的神经功能预后（MRS 为 0～2 分）[14]。ENCHANTED 临床随机对照试验纳入 2 196 例急性缺血性卒中溶栓患者，比较强化降压组（目标：1 小时内使收缩压降低至 130～140mmHg）与指南推荐的标准降压组（目标：收缩压 < 180mmHg）溶栓后出血风险及 90 天的神经功能预后，结果显示，强化降压（实际收缩压

144.3 ± 10.2mmHg）是安全的，但与指南推荐的降压要求（实际收缩压 149.8 ± 12.0mmHg）比较，卒中患者神经功能预后并无明显改善[15]，因此作者认为根据 ENCHANTED 研究尚不足以修改现有指南。对于静脉溶栓患者血压的控制目标 2018 年 AHA/ASA 指南建议：计划进行 rt-PA 静脉溶栓治疗的高血压患者，溶栓治疗前的血压控制目标为 SBP（systolic blood pressure，SBP）＜185mmHg 及 DBP（diastolic blood pressure，DBP）＜110mmHg，治疗后第一个 24 小时血压 ＜180/105mmHg。而国内指南[11]建议准备溶栓和桥接血管内取栓的患者，血压的控制目标是收缩压 ＜180mmHg、舒张压 ＜100mmHg。

目前，缺乏强有力的数据支持来确定血管内血栓清除术血压控制的目标。机械取栓过程中低血压已被证实是脑卒中患者不良预后的一个重要因素。但手术过程中的血压控制目标还未建立，专家们也是持有不同的意见：一些专家认为，140 ~ 160mmHg 是一个可以推荐的范围；而另外一些学者认为，应该对血压进行更严格的控制（120 ~ 140mmHg）[16, 17]。机械取栓术后高 SBP 水平是卒中患者出血转化及 90 天不良结局的独立危险因素。而机械取栓过程中血压过低可能导致低灌注。因此，血管内血栓清除术患者血压控制水平应尽可能保持在适度的范围。一项对机械取栓后完全再通患者进行的回顾性研究，将 228 例患者分为三组（无出血转化、非症状性出血转化和症状性出血转化），比较三组平均收缩压水平，结果显示，无出血转化组平均收缩压水平（159mmHg）明显低于非症状性出血转化组（169mmHg）及症状性出血转化组（170mmHg），提示适中的血压水平可能有利于降低机械取栓后出血转化的风险[18]。另外一项研究也提示：机械取栓后血压是 3 个月功能预后的一个相关决定因素，适中血压（SBP < 160mmHg）较血压放宽控制（SBP < 220mmHg 或 < 180mmHg）在病死率和 3 个月的功能结局方面具有更多获益[19]。

2018 年 ESO 急性缺血性卒中机械取栓治疗指南认为[20]：机械取栓术后血压控制目标需要考虑脑组织缺血后再灌注程度，建议将血压维持在保证脑组织灌注的较低目标值。急性缺血性卒中血管内治疗中国指南 2018 推荐[21]：机械取栓过程中及治疗结束后 24 小时内，推荐血压控制在 180/105mmHg 以内。取栓后血管恢复再灌注后，可以考虑将收缩压控制在 140mmHg 以下。

大面积脑梗死（Large Hemispheric Infarction, LHI）是急性缺血性卒中的一种特殊类型，多合并有严重的大血管狭窄、颅高压及脑水肿，容易发生出血转化。研究发现，急诊最初 3 小时内大幅血压波动与急性缺血性卒中患者 90 天死亡风险增加有关[22]。目前尚无专门针对大面积脑梗死血压控制与临床预后关系的随机对照研究。DESTINY 研究方案中，去骨瓣减压术患者术前血压管控目标为 180/100 ~ 105mmHg，对无高血压患者采用 160 ~ 180/90 ~ 100mmHg 的目标，术后 8 小时内采用 SBP140 ~ 160mmHg 的目标。DECIMAL、HAMLET 研究方案也规定：所有患者采取 SBP ≤220mmHg、DBP≤120mmHg 的管控目标，以上研究结果均使患者获益[23-25]。美国 NCS 推荐 LHI 患者应维持平均动脉压为 85mmHg，收缩压应低于 220mmHg，并建议对 LHI 患者调整血压时应减少血压波动[26]。根据以上研究，我国大脑半球大面积梗死监护与治疗中国专家共识也推荐[27]：对大面积脑梗死患者需行血压管控，管控目标应考虑到是否行颅脑外科手术；部分颅骨切除减压术前，血压管控目标建议 < 180/100mmHg；术后 8 小时内，管控目标建议为 SBP 140 ~ 160mmHg。

（二）急性出血性卒中

1. 指导规范

（1）脑出血患者收缩压升高至 150 ~ 220mmHg，无降压治疗禁忌证，急性期收缩压降低至 140mmHg 是安全的，且能有效地改善患者的神经功能预后；对于收缩压 > 220mmHg 的脑出血患者，建议持续静脉输注降压药物进行强化降压，同时应严密监测血压变化。

（2）蛛网膜下腔出血动脉瘤处理前可将收缩压控制在 140 ~ 160mmHg，动脉瘤处理后，应参考患者的基础血压，合理调整目标值，避免低血压造成的脑缺血。

2. 证据和指南

与缺血性卒中相比较，高血压对脑出血疾病影响更为显著。高血压不仅影响出血性卒中初始出血量，还与其不良功能预后相关[28, 29]。脑出血发病的第一个 24 小时内，高血压使 38% 的患者血肿量增加 33%[30]。通过神经影像学评估脑出血患者强化降压治疗对血肿周围水肿区域血流灌注影响的研究发现，强化降压不改变水肿区域脑血流灌注，提示血肿周围并不存在类似于缺血性卒中的缺血半暗带[31, 32]。多个临床试验也为早期强化降压提供了证据。INTERACT 及 INTERACT2 试验对脑出血后强化降压的可行性及安全性进行研究，结果显示强化降压治疗（SBP < 140mmHg）是安全的，有助于降低血肿扩大的风险及改善脑出血患者功能预后[33, 34]。

ATACH 及 ATACH2 试验将急性脑出血患者分为强化降压组（目标值 SBP：110 ~ 140mmHg）和标准降压组（目标值 SBP：140 ~ 170mmHg），结果均证实脑出血强化降压是安全的。但也观察到治疗组 7 天内肾功能不良事件发生率是标准降压治疗的 2.3 倍[35, 36]。以上研究结果说明脑出血急性期将血压降低至 140mmHg 是安全的。遗憾的是，这些研究并未针对大容积脑出血进行分层分析。

2015 年自发性脑出血管理指南推荐[37]：脑出血患者血压升高至 150 ~ 220mmHg，无降压治疗禁忌证，急性期血压下降至 140mmHg 是安全的，且能有效地改善患者神经功能预后；对于 SBP > 220mmHg 的脑出血患者，持续静脉输注降压药物进行强化降压，同时严密监测血压是合理的。我国自发性大容积脑出血的监测与治疗专家共识[38]推荐，对大容积 ICH（intracranial hemorrhage）患者须行血压管控，但管控目标并不明确，需要加强相关研究。在管控血压时，必须考虑颅内压和脑灌注压，以免继发脑缺血。

高血压是 SAH 的独立危险因素，SAH 血压控制分为动脉瘤处理前和处理后两个阶段。处理动脉瘤前控制血压的目的是减少低血压造成的缺血性损害或降低高血压相关再出血风险，处理动脉瘤后血压控制主要以维持脑灌注、防治缺血性损伤为主要目标。目前尚无专门针对 SAH 血压控制目标的研究，SAH 血压控制的目标值一般参考患者发病前的基础血压进行调整。2015 年我国重症动脉瘤性蛛网膜下腔出血管理专家共识建议[39]，动脉瘤处理前可将收缩压控制在 140～160mmHg，动脉瘤处理后，应参考患者的基础血压，合理调整目标值，避免低血压造成的脑缺血。

（三）重症脑卒中的静脉降压治疗

1. 指导规范

（1）重症脑卒中急性期的静脉降压治疗应尽量避免血压过度波动，同时兼顾脑灌注、脑水肿和 ICP 情况综合进行考虑。

（2）乌拉地尔、拉贝洛尔和尼卡地平可作为重症脑卒中急性期降压治疗的一线药物。但对于脑出血患者，估计出血尚未完全止血以及脑卒中急性期 ICP 增高的患者，使用尼卡地平应慎重。

2. 证据和指南

多数重症脑卒中急性期，通常需持续静脉使用降压药物。多项研究证实，血压波动对脑卒中水肿扩大及不良结局有影响[40-42]。脑卒中患者的高血压常与颅高压并存，降压过程中应以降低颅内压、维持足够的脑灌注压为核心，遵循个体化、快速平稳降压的原则[43]。

对于急性缺血性卒中患者的初始治疗，不要急于降低血压，需维持足够的灌注压，避免服用短效硝苯地平，避免出现血压的快速波动。对于急性出血性脑卒中，要根据具体的脑出血类型和血压情况而定。脑卒中急性期主要的降压药物包括：乌拉地尔、拉贝洛尔、尼卡地平和硝普钠等。虽然在脑出血强化降压治疗 INTERACT、INTERACT1 和 INTERACT2 的系列研究中尼卡地平均为主要降压药物之一[37]，且大多文献推荐脑出血可以使用尼卡地平[44]，但由于尼卡地平的说明书将脑出血、估计尚未完全止血以及脑卒中急性期颅内压增高的这些情况列为禁忌证，故以上情况慎用。硝普钠除了增高颅内压以外，还会降低脑灌注压，因此合并颅高压的急性脑卒中患者应慎用[45]。我国大脑半球大面积梗死监护与治疗中国专家共识[27]及2018年AHA/ASA指南[8]推荐使用拉贝洛尔、乌拉地尔和尼卡地平进行降压治疗。重症脑卒中急性期静脉降压的药物选择和具体方案见表4。

表4　重症脑卒中急性期静脉降压治疗具体方案选择

疾病分类	疾病阶段	降压时机或降压目标	优先药物选择	备注
急性缺血性脑卒中	伴有其他合并症[a]	早期降压/初始血压降低15%	拉贝洛尔尼卡地平乌拉地尔	①降压过程中应以降低颅内压、维持足够的脑灌注压为核心，遵循个体化、快速平稳降压的原则；②尼卡地平禁用于估计尚未完全止血及急性期颅内压增高者的脑出血患者；
	未接受静脉溶栓或血管内治疗	血压 ≥ 200/110mmHg降压治疗		
	rt-PA静脉溶栓治疗	溶栓治疗前血压控制目标为 SBP < 180mmHg 及 DBP < 100mmHg		
	机械取栓	取栓过程中血压控制在 180/105mmHg 以内		
		取栓血管恢复再灌注后收缩压 < 140mmHg		
	大面积脑梗死手术	去骨瓣减压术前，血压 < 180/100mmHg		
		术后8h内，SBP140 ~ 160mmHg		

93

续表

疾病分类	疾病阶段	降压时机或降压目标	优先药物选择	备注
急性出血性脑卒中	脑出血	无降压治疗禁忌证,急性期血压降至140mmHg	乌拉地尔拉贝洛尔	
	蛛网膜下腔出血	动脉瘤处理前可将收缩压控制在140～160mmHg	尼卡地平乌拉地尔	同上
		动脉瘤处理后,应参考患者的基础血压,避免低血压造成脑缺血		

注:a:如合并主动脉夹层、溶栓后SICH、急性冠脉事件、急性心力衰竭或先兆子痫等。

参考文献

[1] O'Donnell MJ, Chin SL, Rangarajan S, et al. Global and regional effects of potentially modifiable risk factors associated with acute stroke in 32 countries (INTERSTROKE): a case-control study [J]. Lancet, 2016, 388 (10046): 761 –75.

[2] Qureshi AI, Ezzeddine MA, Nasar A, et al. Prevalence of Elevated Blood Pressure in 563, 704 Adult Patients Presenting to the Emergency Department with Stroke in the United States [J]. Emerg Med, 2007, 25 (1): 32 –8.

[3] Fischer U, Cooney MT, Bull LM, et al. Acute post-stroke blood pressure relative to premorbid levels in intracerebral

haemorrhage versus major ischaemic stroke: a population-based study [J]. Lancet Neurol, 2014. 13 (4): 374 – 84.

[4] Vemmos KN, Tsivgoulis G, Spengos K, et al. Blood pressure course in acute ischaemic stroke in relation to stroke subtype [J]. Blood Press Monit, 2004, 9 (3): 107 – 14.

[5] Wallace JD and LL Levy. Blood pressure after stroke [J]. JAMA, 1981, 246 (19): 2177 – 80.

[6] Ko Y, Park JH, Yang MH, et al. The significance of blood pressure variability for the development of hemorrhagic transformation in acute ischemic stroke [J]. Stroke, 2010, 41 (11): 2512 – 8.

[7] Vemmos KN, Tsivgoulis G, Spengos K, et al. Association between 24h blood pressure monitoring variables and brain oedema in patients with hyperacute stroke [J]. J Hypertens, 2003, 21 (11): 2167 – 73.

[8] Powers WJ, Rabinstein AA, Ackerson T, et al. 2018 Guidelines for the Early Management of Patients With Acute Ischemic Stroke: A Guideline for Healthcare Professionals From the American Heart Association / American Stroke Association [J]. Stroke, 2018, 49 (3): e46 – e99.

[9] Jauch EC, Saver JL, Adams HP Jr, et al. Guidelines for the early management of patients with acute ischemic stroke: a guideline for healthcare professionals from the American Heart Association/American Stroke Association [J]. Stroke, 2013, 44 (3): 870 – 947.

［10］He J, Zhang Y, Xu T, et al. Effects of immediate blood pressure reduction on death and major disability in patients with acute ischemic stroke: the CATIS randomized clinical trial ［J］. JAMA, 2014, 311 （5）: 479 - 89.

［11］中华医学会神经病学分会，中华医学会神经病学分会脑血管病学组. 中国急性缺血性脑卒中诊治指南2018 ［J］. 中华神经科杂志, 2018, 51 （9）: 666 - 682.

［12］Robinson TG, Potter JF, Ford GA, et al. Effects of antihypertensive treatment after acute stroke in the Continue Or Stop post-Stroke Antihypertensives Collaborative Study （COSS-ACS）: a prospective, randomized, open, blinded-endpoint trial ［J］. Lancet Neurology, 2010, 9 （8）: 767 - 775.

［13］Darger B, Gonzales N, Banuelos RC, et al. Outcomes of Patients Requiring Blood Pressure Control Before Thrombolysis with tPA for Acute Ischemic Stroke ［J］. West J Emerg Med, 2015, 16 （7）: 1002 - 6.

［14］Ahmed N, Wahlgren N, Brainin M, et al. Relationship of Blood Pressure, Antihypertensive Therapy, and Outcome in Ischemic Stroke Treated With Intravenous Thrombolysis: Retrospective Analysis From Safe Implementation of Thrombolysis in Stroke-International Stroke Thrombolysis Register （SITS-ISTR） ［J］. Stroke, 2009, 40 （7）: 2442 - 2449.

［15］Anderson CS, Robinson T, Lindley RI, et al. Low-Dose versus Standard-Dose Intravenous Alteplase in Acute Ischemic Stroke ［J］. N Engl J Med, 2016, 374 （24）: 2313 - 2323.

［16］Bösel J. Intensive Care Management of the Endovascular Stroke Patient ［J］. Semin Neurol, 2016, 36 (6): 520 – 530.

［17］Al-Mufti F, Dancour E, Amuluru K, et al. Neurocritical Care of Emergent Large-Vessel Occlusion: The Era of a New Standard of Care ［J］. J Intensive Care Med, 2017, 32 (6): 373 – 386.

［18］Mistry EA, Mistry AM, Nakawah MO, Khattar NK, Fortuny EM, Cruz AS, Froehler MT, Chitale RV, James RF, Fusco MR, Volpi JJ. Systolic Blood Pressure Within 24 Hours After Thrombectomy for Acute Ischemic Stroke Correlates With Outcome. J Am Heart Assoc. 2017 May 18; 6 (5): e006167.

［19］Goyal N, Tsivgoulis G, Pandhi A, et al. Blood pressure levels post mechanical thrombectomy and outcomes in large vessel occlusion strokes ［J］. Neurology, 2017, 89 (6): 540 – 547.

［20］Turc G, Bhogal P, Fischer U, Khatri P, Lobotesis K, Mazighi M, Schellinger PD, Toni D, de Vries J, White P, Fiehler J. European Stroke Organisation (ESO) – European Society for Minimally Invasive Neurological Therapy (ESMINT) Guidelines on Mechanical Thrombectomy in Acute Ischemic Stroke. J Neurointerv Surg. 2019 Feb 26: neurintsurg – 2018 – 014569.

［21］高峰, 徐安定. 急性缺血性卒中血管内治疗中国指南 2015 ［J］. 中国卒中杂志, 2015, 10 (7): 590 – 606.

［22］Stead LG, Gilmore RM, Vedula KC, et al. Impact

of acute blood pressure variability on ischemic stroke outcome [J]. Neurology, 2006, 66 (12): 1878 – 81.

[23] Zhao J, Su YY, Zhang Y, et al. Decompressive Hemicraniectomy in Malignant Middle Cerebral Artery Infarct: A Randomized Controlled Trial Enrolling Patients up to 80 Years Old [J]. Neurocritical Care, 2012, 17 (2): 161 – 171.

[24] Jüttler E, Schwab S, Schmiedek P, et al. Decompressive Surgery for the Treatment of Malignant Infarction of the Middle Cerebral Artery (DESTINY): A Randomized, Controlled Trial [J]. Stroke, 2007, 38 (9): 2518 – 2525.

[25] Vahedi K, Vicaut E, Mateo J, et al. Sequential-Design, Multicenter, Randomized, Controlled Trial of Early Decompressive Craniectomy in Malignant Middle Cerebral Artery Infarction (DECIMAL Trial) [J]. Stroke, 2007, 38 (9): 2506 – 2517.

[26] Torbey MT, Bösel J, Rhoney DH, et al. Evidence-based guidelines for the management of large hemispheric infarction: a statement for health care professionals from the Neurocritical Care Society and the German Society for Neuro-intensive Care and Emergency Medicine [J]. Neurocrit Care, 2015, 22 (1): 146 – 64.

[27] 中华医学会神经病学分会神经重症协作组. 大脑半球大面积梗死监护与治疗中国专家共识 [J]. 中华医学杂志, 2017, 97 (9): 645 – 652.

[28] Ko SB, Choi HA, Parikh G, et al. Multimodality

monitoring for cerebral perfusion pressure optimization in comatose patients with intracerebral hemorrhage [J]. Stroke, 2011, 42 (11): 3087 - 92.

[29] Ko SB, Choi HA, Lee K. Clinical syndromes and management of intracerebral hemorrhage [J]. Curr Atheroscler Rep, 2012, 14 (4): 307 - 13.

[30] Brott T, Broderick J, Kothari R, et al. Early hemorrhage growth in patients with intracerebral hemorrhage [J]. Stroke, 1997, 28 (1): 1 - 5.

[31] Powers WJ, Zazulia AR, Videen TO, et al. Autoregulation of cerebral blood flow surrounding acute (6 to 22 hours) intracerebral hemorrhage [J]. Neurology, 2001, 57 (1): 18 - 24.

[32] Gould B, McCourt R, Asdaghi N, et al. Autoregulation of cerebral blood flow is preserved in primary intracerebral hemorrhage [J]. Stroke, 2013, 44 (6): 1726 - 8.

[33] Anderson CS, Huang Y, Wang JG, et al. Intensive blood pressure reduction in acute cerebral haemorrhage trial (INTERACT): a randomised pilot trial [J]. Lancet Neurol, 2008, 7 (5): 391 - 9.

[34] Anderson CS, Robinson T, Lindley RI, et al. Low-Dose versus Standard-Dose Intravenous Alteplase in Acute Ischemic Stroke [J]. N Engl J Med, 2018, 374 (24): 2313 - 2323.

[35] Qureshi AI, Tariq N, Divani AA, et al. Antihypertensive treatment of acute cerebral hemorrhage [J]. Critical

Care Medicine, 2010, 38 (2): 637 – 648.

[36] Qureshi AI, Palesch YY, Barsan WG, et al. Intensive Blood-Pressure Lowering in Patients with Acute Cerebral Hemorrhage [J]. New England Journal of Medicine, 2016, 375 (11): 1033 – 1043.

[37] Hemphill JC 3rd, Greenberg SM, Anderson CS, et al. Guidelines for the Management of Spontaneous Intracerebral Hemorrhage: A Guideline for Healthcare Professionals From the American Heart Association/American Stroke Association [J]. Stroke, 2015, 46 (7): 2032 – 2060.

[38] 中华医学会神经病学分会神经重症协作组. 自发性大容积脑出血监测与治疗中国专家共识 [J]. 中华医学杂志, 2017, 97 (9): 653 – 660.

[39] 中华医学会神经病学分会. 中国重症脑血管病管理共识2015 [J]. 中华神经科杂志, 2016, 49 (3): 192 – 202.

[40] de Havenon A, Bennett A, Stoddard GJ, et al. Increased Blood Pressure Variability Is Associated with Worse Neurologic Outcome in Acute Anterior Circulation Ischemic Stroke [J]. Stroke Res Treat, 2016, 2016: 7670161.

[41] Kellert L, Hametner C, Ahmed N, et al. Reciprocal Interaction of 24-Hour Blood Pressure Variability and Systolic Blood Pressure on Outcome in Stroke Thrombolysis [J]. Stroke, 2017, 48 (7): 1827 – 1834.

[42] Skalidi SJ, Manios ED, Stamatelopoulos KS, et al. Brain edema formation is associated with the time rate of blood

pressure variation in acute stroke patients［J］. Blood Press Monit, 2013, 18（4）: 203 – 7.

［43］中国医师协会急诊医师分会, 中国高血压联盟, 北京高血压防治协会. 中国急诊高血压诊疗专家共识（2017 修订版）［J］. 临床医学研究与实践, 2018（7）.

［44］Suneja M, Sanders ML. Hypertensive Emergency ［J］. Med Clin North Am, 2017, 101（3）: 465 – 478.

［45］杨艳敏, 方全, 王斌等. 硝酸酯类药物静脉应用建议 ［J］. 中华内科杂志, 2014, 53（1）: 74 – 78.

七、重症脑卒中的血糖管理

（一）指导规范

1. 重症脑卒中急性期应常规进行血糖监测，当血糖持续高于10.0mmol/L时（相邻2次血糖检测大于10.0mmol/L）应予降血糖处理，降血糖处理推荐予短效胰岛素持续泵注，短效胰岛素使用期间血糖的控制目标是7.8～10.0mmol/L。

2. 应避免各种原因导致的低血糖，当血糖低于3.3mmol/L时，应予静脉输注葡萄糖纠正，目标为正常血糖。

3. 正在泵注胰岛素的患者，若同时使用肠内营养，建议匀速给予肠内营养，在肠内营养起始、停用和调整输注速度时应加强血糖监测（1次/0.5～1.0小时）并及时调整胰岛素用量以避免血糖波动过大，尤其是低血糖的发生。

4. 动静脉血血清血糖测定法是血糖检测的金标准。由于指尖血糖检测快速、简便，可以利用指尖血糖进行常规血糖监测或快速了解血糖情况，但需定期校准（建议至少2天一次），并推荐在入院、低血糖（避免因验证延误低血糖的处理）和组织低灌注状态时使用动脉或静脉血检测和控制血糖。有连续血糖检测条件的单位，可以有选择性地使用连续血糖监测和控制血糖。

（二）证据和指南

应激相关的高血糖被定义为空腹血糖大于 7.8mmol/L，急性脑损伤患者应激性高血糖的发生率大约为 40%[1]。高血糖是继发性脑损伤的原因，还是仅仅是病情严重程度的附带现象目前尚不清楚，但已有的研究表明高血糖可以诱导氧化应激、激活炎症瀑布、组织酸中毒、内皮细胞功能障碍、BBB 通透性增加和抑制免疫反应等加重脑组织损伤[1]。

高血糖与重症脑卒中的预后相关已获得多数研究证实。2007 年一项前瞻性队列研究（100 例患者）显示，入院时重症脑出血患者（血肿容积平均 23.3mL）血糖 ≥ 11mmol/L 时死亡风险明显增加（OR = 37.5，95% CI1.4 - 992.7，P = 0.03)[2]。持续高血糖（血糖连续 2 天或以上 > 11.1mmol/L）的蛛网膜下腔出血患者治疗后第 10 个月出现不良预后的风险比普通患者高 7 倍[3]，同时血糖增高也是缺血性卒中患者发病 24 小时内梗死范围扩大和不良预后的独立预测因素[4]。

既然高血糖与预后不良相关，那么严格控制血糖是否能改善预后？2001 年 Van den Berghe 等[5]选择外科 ICU 的患者共 1 548 名，随机分为两组，一组是强化胰岛素控制组，将血糖控制在 4.4 ~ 6.1mmol/L；另一组是常规治疗组，将血糖控制在 10.0 ~ 11.1mmol/L。结果强化治疗组病死率、肾衰、输血和血流感染等均明显降低，但此后的研究未重复获得类似结果。

2009 年 NICE-SUGAR 研究[6]将 6 104 名 ICU 患者随机

分为两组，一组为强化胰岛素治疗组，将血糖控制在 $4.5 \sim 6.0$ mmol/L；另一组为常规治疗组，将血糖控制在 10.0 mmol/L 以下。结果强化治疗组 90 天病死率明显高于常规治疗组（$27.5\% : 24.9\%$，$p = 0.02$），而强化治疗组的低血糖发生率是常规治疗组的 13.6 倍（$6.8\% : 0.5\%$，$p < 0.001$）。2012 年一项 Meta 分析[7] 纳入 16 项针对神经重症患者（共 1 248 例）的 RCT 研究，比较了强化胰岛素治疗组和常规血糖控制组对预后的影响。强化胰岛素治疗组的血糖控制目标为 $3.9 \sim 7.8$ mmol/L，而常规血糖控制组的血糖控制目标为 $8.0 \sim 16.7$ mmol/L。强化胰岛素治疗组对病死率无明显影响，但不良预后明显减少，而不良预后的减少仅在与血糖控制目标大于 11.1 mmol/L 的患者相比较时，而与血糖目标控制在 $7.8 \sim 10.0$ mmol/L 的患者比较则不良预后无明显差异，而低血糖在强化胰岛素治疗组明显增加（$RR = 3.1$，$p = 0.002$）。提示将神经重症患者血糖控制在 $7.8 \sim 10.0$ mmol/L 是合理的。由于脑组织的糖原储备仅可维持 2 分钟的葡萄糖供应，因此脑组织对低血糖非常敏感，尤其是有脑损伤时。有研究[8] 发现神经重症患者在胰岛素治疗时低血糖的发生与病死率明显相关，在使用胰岛素过程中，任何一次血糖低于 3.9 mmol/L、2.2 mmol/L 或 1.1 mmol/L 的患者其死亡 OR 分别为 3.26、3.64 和 6.25。

对于重症脑卒中及其他重症的血糖控制目标各指南或共识的推荐意见见表 5。总的来说，重症脑卒中的血糖控制目标各指南或共识意见比较统一，大多推荐的意见是[9-15]：血糖控制目标是 $7.8 \sim 10.0$ mmol/L，尽可能避免低血糖。2018 年 AHA/ASA 急性缺血性卒中指南[9] 推荐：

当血糖低于 3.3mmol/L 应予治疗。

在重症监护病房使用胰岛素发生低血糖的主要危险因素除过于严格的血糖控制目标外，肠内营养的中断是发生低血糖的重要危险因素（OR = 6.6），有研究甚至发现：使用胰岛素的 ICU 患者 62% 的低血糖事件与肠内营养的中断相关[16]。2012 年美国危重症医学协会（SCCM）推荐：在胰岛素输注过程中匀速输注肠内营养可以简化血糖处理[16]。同样在使用胰岛素过程中若起用、停止或调整肠内营养的输注速度时，不可避免将会影响到血糖浓度，导致血糖波动，甚至低血糖，故本规范建议在以上情况下加强血糖监测并及时调整胰岛素的用量。

血糖检测的准确性毫无疑问将影响到重症患者的血糖控制及其效果，指尖血糖虽然方便、快捷，是目前大部分 ICU 血糖监测采用的方法，但贫血、黄疸、多巴胺、甘露醇和对乙酰氨基酚可导致测量值偏高，而水肿、低灌注、去甲肾上腺素和氧分压大于 100mmHg 时测量值偏低，故指尖血糖需定期校正（至少 2 天一次）[1]。动脉血或静脉血标准的实验室检测是血糖检测的金标准，当对指尖血糖的结果有疑问时应通过动脉或静脉血测血糖验证[17]。2014 年 NCS 神经重症患者的多模式监护共识[18]建议：神经重症患者可以利用指尖血糖常规动态监测血糖，但在入院时、低血糖和低灌注状态时应以动脉或静脉血检测血糖。

连续血糖监测（Continuous Glucose Monitoring, CGM）2001 年在我国获准使用，其优点是可以实时（或接近实时）了解血糖情况，并可以设置高低血糖预警值，改善血糖控制的质量和效果。但 CGM 本质上仍是测量组织间液的葡萄糖，其在 ICU 的应用价值仍待验证。2017 年一项 CGM 在 ICU 使用价值的系统性综述[19]，仅有 5 项随机对照研究评估了 CGM 的作用，其中两项研究发现 CGM 减少了低血糖事件的发生。

2018 年一项随机对照研究[20]，将预期住 ICU 时间超过 72 小时和入院 24 小时内随机血糖 2 次超过 10.0mmol/L 的患者随机分为两组，一组使用皮下连续血糖监测系统（CGMS）监测血糖，另一组使用指尖血糖监测血糖，血糖控制目标为 8 ~ 10mmol/L，使用血糖控制方案一致，共完成 144 例，其中 CGMS 组为 74 例。结果发现 CGMS 在血糖达控制目标的时间、血糖波动、低血糖的持续时间等方面均优于指尖血糖组，提示连续血糖监测系统可以改善 ICU 患者的血糖控制。

表5　神经重症患者血糖控制相关指南或共识推荐

学术组织和时间	针对对象	控制目标	证据级别
AHA/ASA[9]，2018	缺血性卒中	7.8 ~ 10.0mmol/；血糖低于 3.3mmol/L 需处理	IIa – C – LD I – C – LD
神经重症协作组[10]，2017	大面积脑梗死	7.8 ~ 10.0mmol/L；避免低血糖	1 ~ 2 级证据 B 级推荐
神经重症协作组[11]，2017	大容积脑出血	7.8 ~ 10.0mmol/L；避免低血糖	1 ~ 2 级证据 B 级推荐
ASPEN[12]，2016	ICU 患者	7.8 或 8.3 ~ 10.0mmol/L	中等证据

学术组织和时间	针对对象	控制目标	证据级别
SCCM, ESICM[13], 2016	脓毒症和脓毒症休克	两次血糖检测 > 10.0mmol/L 应启动胰岛素治疗，将血糖降至 10.0mmol/L 以下	强推荐高质量证据
NCS[14], 2015	大面积脑梗死	7.8～10.0mmol/L，避免低血糖	强推荐极低证据
NCS[15], 2011	蛛网膜下腔出血	< 11.1mmol/L；避免血糖低于 4.4mmol/L	弱推荐极低证据，强推荐高质证据

参考文献

[1] Godoy DA, Behrouz R, Di Napoli M. Glucose control in acute brain injury: does it matter [J]. Curr Opin Crit Care, 2016, 22 (2): 120 – 7.

[2] Kimura K, Iguchi Y, Inoue T, et al. Hyperglycemia independently increases the risk of early death in acute spontaneous intracerebral hemorrhage [J]. J Neurol Sci, 2007, 255: 90 – 94.

[3] McGirt MJ, Woodworth GF, Ali M, et al. Persistent perioperative hyperglycemia as an independent predictor of poor outcome after aneurysmal subarachnoid hemorrhage [J]. Journal of neurosurgery, 2007, 107: 1080 – 1085.

[4] Baird TA, Parsons MW, Phan T, et al. Persistent poststroke hyperglycemia is independently associated with in-

farct expansion and worse clinical outcome [J]. Stroke, 2003, 34: 2208 – 2214.

[5] van den Berghe G, Wouters P, Weekers F, et al. Intensive insulin therapy in critically ill patients [J]. N Engl J Med, 2001, 345 (19): 1359 – 67.

[6] Finfer S, Chittock DR, Su SY, et al. Intensive versus conventional glucose control in critically ill patients [J]. N Engl J Med, 2009, 360 (13): 1283 – 97.

[7] Kramer A, Roberts D, Zygun D. Optimal glycemic control in neurocritical care patients: A systematic review and meta-analysis [J]. Crit Care, 2012, 16: R203.

[8] Graffagnino C, Gurram AR, Kolls B, et al. Intensive insulin therapy in the neurocritical care setting is associated with poor clinical outcomes [J]. Neurocrit Care, 2010, 13 (3): 307 – 12.

[9] Powers WJ, Rabinstein AA, Ackerson T, et al. 2018 Guidelines for the Early Management of Patients With Acute Ischemic Stroke: A Guideline for Healthcare Professionals From the American Heart Association / American Stroke Association [J]. Stroke, 2018, 49 (3): e46 – e110.

[10] 中华医学会神经病学分会神经重症协作组. 大脑半球大面积梗死监护与治疗中国专家共识 [J]. 中华医学杂志, 2017, 97 (9): 645 – 652.

[11] 中华医学会神经病学分会神经重症协作组. 自发性大容积出血监护与治疗中国专家共识 [J]. 中华医学杂志, 2017, 97 (9): 653 – 660.

[12] Taylor BE, McClave SA, Martindale RG, et al. Guidelines for the Provision and Assessment of Nutrition Support Therapy in the Adult Critically Ill Patient: Society of Critical Care Medicine (SCCM) and American Society for Parenteral and Enteral Nutrition (A. S. P. E. N.) [J]. Crit Care Med, 2016, 44 (2): 390 -438.

[13] Rhodes A, Evans LE, AlhazzaniW, et al. Surviving Sepsis Campaign: International Guidelines for Management of Sepsis and Septic Shock: 2016 [J]. Intensive Care Med, 2017, 43 (3): 304 -377.

[14] Torbey MT, Bösel J, Rhoney DH, et al. Evidence-based guidelines for the management of large hemispheric infarction : a statement for health care professionals from the Neurocritical Care Society and the German Society for Neuro-intensive Care and Emergency Medicine [J]. Neurocrit Care, 2015, 22 (1): 146 -64.

[15] Diringer MN, Bleck TP, Claude Hemphill J 3rd, et al. Critical care management of patients following aneurysmal subarachnoid hemorrhage: recommendations from the Neurocritical Care Society's Multidisciplinary Consensus Conference [J]. Neurocrit Care, 2011, 15 (2): 211 -40.

[16] Jacobi J, Bircher N, Krinsley J, et al. Guidelines for the use of an insulin infusion for the management of hyperglycemia in critically ill patients [J]. Crit Care Med, 2012, 40 (12): 3251 -76.

[17] Badjatia N, Vespa P. Participants of the Interna-

tional Multi-disciplinary Consensus Conference on Multimodality Monitoring. Monitoring nutrition and glucose in acute brain injury [J]. Neurocrit Care, 2014, 21 Suppl 2: S159 - 67.

[18] Le Roux P, Menon DK, Citerio G, et al. Consensus summary statement of the International Multidisciplinary Consensus Conference on Multimodality Monitoring in Neurocritical Care: a statement for healthcare professionals from the Neurocritical Care Society and the European Society of Intensive Care Medicine [J]. Neurocrit Care, 2014, 21 Suppl 2: S1 - S26.

[19] van Steen SC, Rijkenberg S, Limpens J, van der Voort PH, Hermanides J, DeVries JH. The Clinical Benefits and Accuracy of Continuous Glucose Monitoring Systems in Critically Ill Patients-A Systematic Scoping Review. Sensors (Basel). 2017 Jan 14; 17 (1): 146.

[20] Lu M, Zuo Y, Guo J, et al. Continuous glucose monitoring system can improve the quality of glucose control and glucose variability compared with point-of-care measurement in critically ill patients: A randomized controlled trial [J]. Medicine (Baltimore), 2018, 97 (36): e12138.

八、重症脑卒中的液体管理

液体管理是重症脑卒中患者治疗方案的基石，对维持容量平衡、脑灌注压稳定等方面至关重要。液体管理旨在通过选择合适的液体种类，以安全的速度补充最佳的液体量，并根据补液后情况进行调整，以达到维持内环境稳定、减少医源性损害和帮助治疗的目的。目前对于重症脑卒中患者液体管理中复苏液和维持液应如何选择尚存在争议，且缺乏高质量临床证据。影响液体管理的机体病理生理机制复杂，要注意判断是否存在血容量的自动调节机制障碍；针对不易判断或容量调节机制障碍者的需要进行血流动力学监测。

（一）指导规范

1. 重症脑卒中患者液体管理的目标是维持等血容量。

2. 对于血压正常的重症脑卒中患者，推荐使用晶体液，而不推荐使用胶体液、含糖低渗溶液和其他低渗溶液作为维持液；不推荐使用高浓度（20%~25%）的白蛋白作为维持液。

3. 对于低血压的重症脑卒中患者，建议使用晶体液，而不建议使用胶体液、含糖低渗溶液和其他低渗溶液或高渗盐水作为复苏液；不推荐使用白蛋白（包括4%或20%~25%的白蛋白）作为复苏液。

4. 成人每日的液体维持量起始推荐值为 25 ~ 30ml/kg，并推荐结合多种血流动力学参数（如动脉血压、液体平衡、心排出量、血乳酸和尿量等）优化液体治疗方案。推荐以动脉血压和液体平衡为主要参考指标，不推荐单独采用中心静脉压指导患者液体治疗及作为安全性指标。

（二）证据和指南

通常而言，人每日液体需要量为 25 ~ 35ml/kg。在尚不能判断患者的液体调控能力时，除液体复苏外，一般患者起始时建议按 25 ~ 30ml/kg 补液[1]。重症脑卒中患者液体管理的总体目标是维持等血容量（euvolemia），低血容量（hypovolemia）和高血容量（hypervolemia）都不利于患者恢复[2]，等渗液是神经重症患者液体维持的首选液体[3]。

2013 年 AHA/ASA 关于急性缺血性卒中早期管理指南[4]中推荐，成人每日液体摄入量约为 30ml/kg，采用等渗而非低渗液体作为维持液，低血容量患者应输注生理盐水纠正；低渗液体可能加重缺血性脑水肿。2014 年 AHA/ASA 关于大脑和小脑梗死伴水肿的管理建议[5]推荐，应使用等渗液补充血容量，不推荐低渗液体。2011 年神经重症监护学会对于 SAH 的重症监护管理建议[6]同样推荐液体管理应以等血容量为目标，液体补充以等渗晶体液为首选。

针对神经重症患者液体管理方面的研究大都集中在 SAH 和 TBI 两种疾病上。一项针对 SAH 患者（n = 123）的倾向性评分研究发现胶体液（血浆、右旋糖酐、淀粉或

白蛋白）对迟发性脑缺血（delayed cerebral ischemia，DCI）
或脑梗死无影响，且与 6 周后更差的 NIHSS 评分相关[7]。
另一项针对 SAH 患者（n = 160）的 RCT 研究发现，累计的
每日胶体液使用剂量（4% 的明胶或 6% 的五聚淀粉）与 6
个月后更差的格拉斯哥预后评分（GOS）相关（OR = 2.53，
95% CI = 1.13 ~ 5.68），而每日晶体液使用剂量与更好的
GOS 有关（OR = 0.27，95% CI = 0.11 ~ 0.67）[8]。关于
SAH（n = 36）[9] 和 TBI 患者（n = 41）[10] 的两项小型单中
心 RCT 研究显示，平衡盐溶液不会引起低钠血症或低渗状
态，同时能降低高氯性酸中毒的发生率；而使用羟乙基淀
粉（以生理盐水溶解）更易引起高氯血症、高渗状态和液
体正平衡。但由于这些研究均未纳入生存率和神经功能预
后等更具临床意义的指标，因此我们尚不能对具体的晶体
液类型作出推荐。

　　重症脑卒中患者能否从白蛋白治疗中获益尚存在争
议。2006 年，Ginsberg 等完成的 ALIAS Ⅰ期临床研究发现，
AIS 患者（n = 82）使用高剂量白蛋白（25%，1.37 ~
2.05g/kg）治疗后预后更好（OR = 1.81，95% CI = 1.11 ~
2.94）[11]。但 2007 年发表于新英格兰杂志的 SAFE（Saline
versus Albumin Fluid Evaluation study，SAFE）研究表明，
重症 TBI 患者使用白蛋白进行液体复苏的病死率高于生理
盐水；亚组分析发现 TBI 患者使用低浓度（4%，渗透压
260 mOsm/L）白蛋白（n = 214）后的病死率高于生理盐
水组（n = 206，33.2% VS. 20.4%），尤其在 GCS 评分更
高的 TBI 患者中病死率更高（41.8% VS. 22.2%；RR =
1.88，95% CI = 1.31 ~ 2.70）[12]。这可能与 4% 白蛋白的

相对低渗，或其经由损伤的 BBB 渗漏后导致渗透压差反向加重了脑水肿，从而使得 TBI 患者 ICP 升高有关[13]。随后2013 年 ALIAS 的Ⅲ期临床研究结果进一步表明，与生理盐水组（n＝419）相比，使用高浓度（25%，2g/kg）白蛋白（n＝422）治疗 AIS 患者 90 天时并无明显临床获益，反而引起轻中度肺水肿或增加 24 小时内症状性颅内出血的风险[14]。因此，欧洲重症医学协会不推荐缺血性卒中急性期使用20% ~25% 的白蛋白[15]。白蛋白治疗蛛网膜下腔出血患者（Albumin in Subarachnoid Hemorrhage, AL-ISAH）的多中心临床研究结果显示，1.25g/kg·d×7 天的白蛋白治疗未引起明显的不良反应，与0.625g/kg·d 治疗组相比有获得更好临床预后的趋势（OR＝3.0513；95% CI＝0.6586~14.1367），但差异无统计学意义，有待后续临床试验进一步验证[15]。因此，由于白蛋白对重症脑卒中的临床获益不确定，本规范不推荐重症脑卒中患者使用白蛋白作为维持或复苏液体。

容量不足可能增加继发脑梗死风险，进而导致不良预后，因此应每日对容量状态进行评估。多种有创或无创的手段均可用于容量监测，但迄今为止，尚未发现任何一种监测方式具有绝对优势，可以精确反映患者容量状态[16, 17]。虽然在血流动力学不稳定的患者中，肺动脉导管（pulmonary artery catheters, PACs）可以较为准确地反映患者容量状态，但由于其较多的副作用，并不推荐作为常规监测手段[6, 18]。即便是目前在临床中被广泛使用的中心静脉压（central venous pressure, CVP）监测，也被多项研究证实不能稳定可靠地反映容量情况，因此不推荐把 CVP 作为重症脑卒中患者血容量的单一监测指标[16, 17]。虽然受到操作者水平的影响，经颅多普勒可在一定程度上反映患者的脑灌注状态[19]。近期研究发现，全心舒张末容积（global end-diastolic volume，GEDV）[20]、肺部超声（用于检测肺水肿）[21] 和脉压变异（pulse pressure variation，PPV）[22] 等指标也可作为指导液体管理的参考指标。多模式的联合监测可以从多角度评估血容量状态，从而更全面和准确地反映患者的容量状态，更好地指导液体管理。液体管理目标是为了达到最优化的脑灌注及氧合，同时最大限度地减轻继发性脑损伤。因此，可反映脑灌注及氧合状态的神经功能监测也可作为指导液体管理滴定的重要指标[2]。

参考文献

［1］National Clinical Guideline C. National Institute for Health and Clinical Excellence：Guidance ［M］. Intravenous Fluid Therapy：Intravenous Fluid Therapy in Adults in Hospital. London；Royal College of Physicians（UK）National Clinical Guideline Centre. 2013. Available from http：//www. ncbi. nlm. nih. gov/books/NBK247761/.

［2］Van Der Jagt M. Fluid management of the neurological patient：a concise review ［J］. Critical care，2016，20（1）：126.

［3］Wright WL. Sodium and fluid management in acute brain injury ［J］. Current neurology and neuroscience reports，2012，12（4）：466 - 73.

[4] Jauch EC, Saver JL, Adams HP, JR. , et al. Guidelines for the early management of patients with acute ischemic stroke: a guideline for healthcare professionals from the American Heart Association/American Stroke Association [J]. Stroke, 2013, 44 (3): 870 - 947.

[5] Wijdicks EF, Sheth KN, Carter BS, et al. Recommendations for the management of cerebral and cerebellar infarction with swelling: a statement for healthcare professionals from the American Heart Association/American Stroke Association [J]. Stroke, 2014, 45 (4): 1222 - 38.

[6] Diringer MN, Bleck TP, Claude Hemphill J, 3RD, et al. Critical care management of patients following aneurysmal subarachnoid hemorrhage: recommendations from the Neurocritical Care Society's Multidisciplinary Consensus Conference [J]. Neurocritical care, 2011, 15 (2): 211 - 40.

[7] Ibrahimg M, Macdonald RL. The effects of fluid balance and colloid administration on outcomes in patients with aneurysmal subarachnoid hemorrhage: a propensity score-matched analysis [J]. Neurocritical care, 2013, 19 (2): 140 - 9.

[8] Tseng MY, Hutchinson PJ, Kirkpatrick PJ. Effects of fluid therapy following aneurysmal subarachnoid haemorrhage: a prospective clinical study [J]. British journal of neurosurgery, 2008, 22 (2): 257 - 68.

[9] Lehmann L, Bendel S, Uehlinger DE, et al. Randomized, double-blind trial of the effect of fluid composition on electrolyte, acid-base, and fluid homeostasis in patients early

after subarachnoid hemorrhage [J]. Neurocritical care, 2013, 18 (1): 5 – 12.

[10] Roquillya, Loutrel O, Cinotti R, et al. Balanced versus chloride-rich solutions for fluid resuscitation in brain-injured patients: a randomised double-blind pilot study [J]. Critical care, 2013, 17 (2): R77.

[11] Paleschy Y, Hill MD, Ryckborst KJ, et al. The ALIAS Pilot Trial: a dose-escalation and safety study of albumin therapy for acute ischemic stroke——II: neurologic outcome and efficacy analysis [J]. Stroke, 2006, 37 (8): 2107 – 14.

[12] Investigatorss S, Australian, New Zealand Intensive Care Society Clinical Trials G, et al. Saline or albumin for fluid resuscitation in patients with traumatic brain injury [J]. The New England journal of medicine, 2007, 357 (9): 874 – 84.

[13] Cooper DJ, Myburgh J, Heritier S, et al. Albumin resuscitation for traumatic brain injury: is intracranial hypertension the cause of increased mortality? [J]. Journal of neurotrauma, 2013, 30 (7): 512 – 8.

[14] Ginsberg MD, Palesch YY, Hill MD, et al. High-dose albumin treatment for acute ischaemic stroke (ALIAS) Part 2: a randomised, double-blind, phase 3, placebo-controlled trial [J]. The Lancet Neurology, 2013, 12 (11): 1049 – 58.

[15] Suarez JI, Martin RH, Calvillo E, et al. The Albumin in Subarachnoid Hemorrhage (ALISAH) multicenter pilot clinical trial: safety and neurologic outcomes [J]. Stroke,

2012, 43 (3): 683 –90.

[16] Mutoht, Ishikawa T, Nishino K, et al. Evaluation of the FloTrac uncalibrated continuous cardiac output system for perioperative hemodynamic monitoring after subarachnoid hemorrhage [J]. J Neurosurg Anesthesiol, 2009, 21 (3): 218 –25.

[17] Moretti R, Pizzi B. Inferior vena cava distensibility as a predictor of fluid responsiveness in patients with subarachnoid hemorrhage [J]. Neurocrit Care, 2010, 13 (1): 3 –9.

[18] Mutoh T, Kazumata K, Ishikawa T, et al. Performance of bedside transpulmonary thermodilution monitoring for goal-directed hemodynamic management after subarachnoid hemorrhage [J]. Stroke, 2009, 40 (7): 2368 –74.

[19] Le Roux P, Menon DK, Citerio G, et al. Consensus summary statement of the International Multidisciplinary Consensus Conference on Multimodality Monitoring in Neurocritical Care: a statement for healthcare professionals from the Neurocritical Care Society and the European Society of Intensive Care Medicine [J]. Intensive Care Med, 2014, 40 (9): 1189 –209.

[20] Tagamit, Kuwamoto K, Watanabe A, et al. Optimal range of global end-diastolic volume for fluid management after aneurysmal subarachnoid hemorrhage: a multicenter prospective cohort study [J]. Critical care medicine, 2014, 42 (6): 1348 –56.

[21] Williamsonc A, Co I, Pandey AS, et al. Accuracy of Daily Lung Ultrasound for the Detection of Pulmonary Edema Following Subarachnoid Hemorrhage [J]. Neurocritical care,

2016, 24 (2): 189 - 96.

[22] Sundaram SC, Salins SR, Kumar AN, et al. Intra-Operative Fluid Management in Adult Neurosurgical Patients Undergoing Intracranial Tumour Surgery: Randomised Control Trial Comparing Pulse Pressure Variance (PPV) and Central Venous Pressure (CVP) [J]. Journal of clinical and diagnostic research: JCDR, 2016, 10 (5): UC01 - 5.

九、重症脑卒中深静脉血栓的预防

深静脉血栓（Deep Vein Thrombosis，DVT）多见于神经功能损伤导致瘫痪的重症患者，在收住入 ICU 的成人患者中，每 1 000 人至少有 20 人发生，即便使用药物预防，每 1 000 人中仍至少有 14.5 人发生[1, 2]。许多危险因素与 DVT 相关，主要的危险因素有：瘫痪导致的静脉血液瘀滞和长时间的昏迷状态，缺血性卒中和出血性卒中也可以通过影响血管内皮功能增加 DVT 的风险[1, 3, 4]。研究显示 DVT 导致的并发症是继心肌梗死和缺血性卒中后的第三大心血管死亡原因[1]。

（一）共同指导规范

1. 在进行 DVT 预防之前，应筛查或判断是否已经形成 DVT。所有肢体运动减少或制动的无 DVT 形成的重症脑卒中患者均应尽早进行 DVT 的预防。

2. 无颅内压增高和血流动力学稳定的重症脑卒中患者应在早期开始肢体运动。

（二）重症缺血性卒中患者

1. 指导规范

建议使用预防剂量的低分子肝素皮下注射联合间歇充气加压预防 DVT。颅骨切除减压术和血管内治疗的患者，可在术后立即开始 DVT 预防，静脉溶栓的患者低分子肝素的使用应推迟在 24 小时后。

2. 证据和指南

缺血性脑卒中是世界范围内最主要的致残、致死性疾病之一，卒中后 3 个月内 DVT 和肺栓塞的发生率分别为 2.5% 和 1.2%[5]。DVT 的危险因素包括静脉血流瘀滞、静脉系统内皮损伤和血液高凝状态，瘫痪程度重、高龄及心房纤颤者发生 DVT 的比例更高。2009 年、2010 年和 2013 年连续三项前瞻性多中心研究（CLOT 试验）[6-8]显示：弹力袜未减少 DVT 风险，与短弹力袜（膝以下）相比，长弹力袜（大腿以上）更易发生 DVT；间歇性充气加压或间歇性充气加压联合弹力袜均可显著降低 DVT 的发生。两项前瞻性研究表明普通肝素及低分子肝素能有效预防 DVT 发生[9, 10]。PREVAIL 研究发现在缺血性卒中时低分子肝素预防 DVT 的效果优于普通肝素，与普通肝素相比，使用低分子肝素的静脉血栓风险降低 43%（RR 0.57，95% CI 0.44 ~ 0.76，p = 0.0001）[11]。目前，所有的文献均支持使用普通肝素或低分子肝素来预防静脉血栓栓塞，联合使用间歇充气加压也是安全的。

一项针对幕上大面积脑梗死行去骨瓣减压术后静脉血栓栓塞的研究显示：DVT 的发生率高达 35%，肺栓塞的发生率为 13%[12]。因此，推荐这类患者应常规筛查 DVT 和采取有效措施预防 DVT。多数神经外科文献表明，行择期或急诊开颅手术的患者使用低分子肝素或普通肝素是安全的[13, 14]。因此，采用药物性及机械性措施预防 DVT 是合理的。进行血管内治疗的患者，大多数也应用了大剂量肝素或 rt-PA。虽然目前缺乏高质量的临床证据，考虑到脑梗死患者偏瘫后 DVT 的风险及患者使用低分子肝素的相对安全性，rt-PA 溶栓后 24 小时预防 DVT 仍是合理的。

（三）重症脑出血患者

1. 指导规范

入院后即可使用间歇充气加压预防 DVT，低分子肝素或未分类肝素仅在血肿稳定及无凝血功能障碍的情况下使用。

2. 证据和指南

ICH 的患者出现 DVT 的风险极高，在两项回顾性大型数据库研究中，ICH 患者静脉血栓形成风险是急性缺血性卒中患者的 2 ~ 4 倍[15, 16]。有研究显示伴有偏瘫且未采取预防措施的 ICH 患者，DVT 的发生率可高达 75%[5]，非裔美国人 DVT 的发生率高于亚裔和高加索人群。

一项多中心 RCT 研究（CLOT-3）显示[7]：与未使用气压治疗患者相比，瘫痪患者入院后即应用间歇充气加压可降低 DVT 风险，VTE 发生的绝对风险下降了 3.6%（95% CI 1.4% ~ 5.8%）。另一项多中心 RCT 研究（CLOT-1）发现，与不使用梯度压力弹力袜相比，使用梯度压力弹力袜不能明显降低 DVT 风险。相反，其他并发症（如皮肤破溃、坏死）发生率明显增高[8]。间歇性充气加压或间歇性充气加压联合弹力袜可显著降低 DVT 的发生率。在 ICH 发病后第 2 天开始抗凝治疗的非对照研究表明，抗凝治疗使血栓栓塞性疾病减少且不增加再出血风险[17]。早期（发病 1 ~ 6 天内）ICH 患者应用低分子肝素或普通肝素治疗，肺栓塞发生风险也显著降低[17]。

（四）动脉瘤夹闭或栓塞术后的 SAH 患者

1. 指导规范

应使用非分类肝素预防 DVT，使用的时机是在术后 24 小时，间歇充气加压在患者入院后即可使用。

2. 证据和指南

SAH 患者发生 DVT 的风险高，急性下肢 DVT 发生率为 1.5% ~24%，肺栓塞发生率为 1.2% ~2%[18, 19]。DVT 增加了并发感染的风险，包括肺炎和脓毒症（OR 2.8，95% CI 2.4 ~3.3）以及血管痉挛（OR 1.3，95% CI 1.0 ~1.6）[19]。神经功能和生命体征稳定、无血管痉挛的 aSAH 患者，早期活动有助于减少 DVT 的发生率[20]。普通肝素能降低 DVT 的风险，低分子肝素也可以降低 DVT 的风险，但会增加颅内出血的风险，而普通肝素不会增加出血风险。对于做过开颅手术的患者，接受低剂量低分子肝素的获益可能被其风险超过。长弹力袜不能降低 DVT 的发生风险反而会增加皮肤损伤的风险[6]。与安慰剂组相比，间歇充气加压能降低 DVT 的风险[21]。间歇充气加压和抗凝联合应用在 DVT 预防方面可能具有叠加的效果[10]。

一项回顾性研究共纳入了 241 例 SAH 行脑室外引流的患者，其中 53 例（22%）给予了预防剂量抗凝治疗。研究发现预防性抗凝治疗者和未采用预防性抗凝治疗的患者 DVT 发生率分别为 7.5% 和 18%（p = 0.09），在这 53 例患者中，3 例发生了小量脑出血[22]。因此，动脉瘤处理后，脑室外引流期间预防性抗凝治疗也是安全和必要的。

参考文献

[1] White RH. The epidemiology of venous thromboembolism [J]. Circulation, 2003, 107 (23 Suppl 1): 14 - 8.

[2] Attiaj, Ray JG, Cook DJ, et al. Deep vein thrombosis and its prevention in critically ill adults [J]. Arch Intern Med, 2001, 161 (10): 1268 - 79.

[3] Kelly J, Rudd A, Lewis R, et al. Venous thromboembolism after acute stroke [J]. Stroke, 2001, 32 (1): 262 - 7.

[4] Dantong H, Dietrich WD. Inflammatory mechanisms after ischemia and stroke [J]. J Neuropathol Exp Neurol, 2003, 62 (2): 127 - 36.

[5] Wijdicks EF, Scott JP. Pulmonary embolism associated with acute stroke [J]. Mayo Clin Proc, 1997, 72 (4): 297 - 300.

[6] Dennis M, Sandercock PA, Reid J, et al. Effectiveness of thigh- length graduated compression stockings to reduce the risk of deep veinthrombosis after stroke (CLOTS trial 1): a multicentre, randomised controlled trial [J]. Lancet, 2009, 373 (9679): 1958 - 65.

[7] Dennism, Sandercock P, Reid J, et al. Effectiveness of intermittent pneumatic compression in reduction of risk of deep vein thrombosis in patients who have had a stroke (CLOTS 3): a multicentre randomised controlled trial [J]. Lancet, 382 (9891): 516 - 24.

[8] Maier L, Pruteanu M, Kuhn M, et al. Extensive impact of non-antibiotic drugs on human gut bacteria [J]. Na-

ture, 2018, 555 (7698): 623 – 8.

[9] Gould MK, Dembitzer AD, Doyle RL, et al. Low-molecular-weight heparins compared with unfractionated heparin for treatment of acute deep venous thrombosis. A meta-analysis of randomized, controlled trials [J]. Ann Intern Med, 1999, 130 (10): 800 – 9.

[10] Geerts WH, Pineo GF, Heit JA, et al. Prevention of venous thromboembolism: the Seventh ACCP Conference on Antithrombotic and Thrombolytic Therapy [J]. Chest, 2004, 126 (3 Suppl): 338S – 400S.

[11] Sherman DG, Albers GW, Bladin C, et al. The efficacy and safety of enoxaparin versus unfractionated heparin for the prevention of venous thromboembolism after acute ischaemic stroke (PREVAIL Study): an open-label randomised comparison [J]. Lancet, 2007, 369 (9570): 1347 – 55.

[12] Chalouhin, Daou B, Rincon F, et al. Risk of Venous Thromboembolism in Patients with Large Hemispheric Infarction Undergoing Decompressive Hemicraniectomy [J]. Neurocrit Care, 25 (1): 105 – 9.

[13] Frim DM, Barker FG, 2ND, Poletti CE, et al. Postoperative low-dose heparin decreases thromboembolic complications in neurosurgical patients [J]. Neurosurgery, 1992, 30 (6): 830 – 2.

[14] Epsteinn E. A review of the risks and benefits of differing prophylaxis regimens for the treatment of deep venous thrombosis and pulmonary embolism in neurosurgery [J]. Surg

Neurol, 2005, 64 (4): 295 - 301.

[15] Gregoryp C, Kuhlemeier KV. Prevalence of venous thromboembolism in acute hemorrhagic and thromboembolic stroke [J]. Am J Phys Med Rehabil, 2003, 82 (5): 364 -9.

[16] Skaf E, Stein PD, Beemath A, et al. Venous thromboembolism in patients with ischemic and hemorrhagic stroke [J]. Am J Cardiol, 2005, 96 (12): 1731 -3.

[17] Paciaronim, Agnelli G, Venti M, et al. Efficacy and safety of anticoagulants in the prevention of venous thromboembolism in patients with acute cerebral hemorrhage: a meta-analysis of controlled studies [J]. J Thromb Haemost, 9 (5): 893 - 8.

[18] Ray WZ, Strom RG, Blackburn SL, et al. Incidence of deep venous thrombosis after subarachnoid hemorrhage [J]. J Neurosurg, 2009, 110 (5): 1010 -4.

[19] Kshettry VR, Rosenbaum BP, Seicean A, et al. Incidence and risk factors associated with in-hospital venous thromboembolism after aneurysmal subarachnoid hemorrhage [J]. J Clin Neurosci, 21 (2): 282 -6.

[20] Olkowski BF, Devine MA, Slotnick LE, et al. Safety and feasibility of an early mobilization program for patients with aneurysmal subarachnoid hemorrhage [J]. Phys Ther, 93 (2): 208 - 15.

[21] Collen JF, Jackson JL, Shorr A F, et al. Prevention of venous thromboembolism in neurosurgery: a metaanalysis [J]. Chest, 2008, 134 (2): 237 -49.

［22］Zachariahj, Snyder KA, Graffeo CS, et al. Risk of Ventriculostomy-Associated Hemorrhage in Patients with Aneurysmal Subarachnoid Hemorrhage Treated with Anticoagulant Thromboprophylaxis ［J］. Neurocrit Care, 25（2）: 224 - 9.

十、重症脑卒中的镇痛和镇静

重症脑卒中患者，因为原发或继发性因素可引起疼痛和躁动，而疼痛和躁动又会引起患者交感神经兴奋性升高、血压波动、代谢增高、颅内压升高和拔管率增加等，影响患者的预后。重症医学专业对镇痛与镇静的基本原则遵循"早期目标定向治疗"，包括设定即时和基于证据的治疗目标，用经过验证的指标评估临床情况，以及目标导向的药物治疗[1-3]。然而，在现有的重症患者镇痛镇静的随机对照研究中，多数将脑损伤患者排除在外，重症脑卒中镇痛镇静研究缺乏评估临床相关终点的大型试验，多项镇痛镇静指南均无法给出相应的推荐意见。因此，重症脑卒中患者镇静的实施与中断，必须在中断镇静可能加重脑损伤（如颅内压升高）的风险与增强神经功能和减少并发症的潜在获益之间取得平衡。

（一）重症脑卒中的疼痛和镇痛

1. 疼痛监测的对象与频率
（1）指导规范
所有重症脑卒中患者，都应常规进行每日疼痛监测，并分析可能造成患者疼痛的因素。
（2）证据和指南
无论在休息还是在常规治疗期间，重症脑卒中患者通常都会经历疼痛。患者心理、人口学特征（如年轻、一个或多个合并症以及手术史）等因素会影响静息状态时的疼痛。操作相关的疼痛也很普遍，操作疼痛强度、操作类型、潜在的手术或创伤诊断、人口学特征等因素在临床操作时会影响疼痛感觉[4]。严重的疼痛经历会对重症脑卒中患者造成负面的心理影响。对可能造成患者疼痛的危险因素进行分析，有助于从病因上预防疼痛的发生和减少止痛药物的使用[5]。

2. 疼痛的评估方法

（1）指导规范

1）对于能描述疼痛的患者，推荐使用疼痛数字评价量表（Numerical Rating Scale，NRS）进行疼痛监测，推荐干预阈值为 NRS≥4 分。

2）对于不能描述疼痛但运动功能保留且行为可以观察判断的重症脑卒中患者，推荐使用行为疼痛量表（Behavioral Pain Scale，BPS）（见表 6）和重症监护疼痛观察工具（Critical–Care Pain Observation Tool，CPOT）（见表 7）进行疼痛监测，推荐干预阈值为 BPS≥6 分或 CPOT≥3 分。

表6　行为疼痛量表（Behavioral Pain Scale，BPS）

项目	1 分	2 分	3 分	4 分
面部表情	放松	部分紧张	完全紧张	扭曲
上肢运动	无活动	部分弯曲	手指、上肢完全弯曲	完全回缩

129

续表

项目	1 分	2 分	3 分	4 分
通气依从性（插管患者）	完全能耐受	呛咳，大部分时候能耐受	对抗呼吸机	不能控制通气
发声（非插管患者）	无疼痛相关发声	呻吟 ≤3 次/min 且每次持续时间 ≤ 3s	呻吟 ≥3 次/min 且每次持续时间 ≥ 3s	咆哮，或使用"哦""哎哟"等言语抱怨，或屏住呼吸

注：疼痛干预阈值≥6 分。

表7　重症监护疼痛观察工具
(Critical-Care Pain Observation Tool, CPOT)

指标	0 分	1 分	2 分
面部表情	没有肌肉紧张	皱眉，面部肌肉紧张	除以上表情外，双眼紧闭
身体运动	安静平躺/侧卧，正常体位	动作慢而小心，按摩疼痛部位	拉管道、企图坐起或下床，四肢活动剧烈、不听指令，攻击工作人员
四肢肌肉紧张度	被动运动时无阻力	被动运动时有阻力，紧张僵硬	被动运动时阻力非常大，无法完成肢体伸缩运动
人机同步（针对气插/气切者）	呼吸机报警次数少，易耐受	呼吸机报警可自动停止，虽咳嗽但可耐受	报警频繁，人机对抗
发声（针对无气插/气切者）	没有声音或说话时音调正常	叹气或呻吟	哭泣或呜咽

注：疼痛干预阈值≥3 分。

3）生命体征（心率、血压、呼吸、氧饱和度、呼气末二氧化碳分压等）不宜作为疼痛的判断指标。

4）使用行为评估工具时，应注意脑卒中原发损害对患者行为造成的影响。

（2）证据和指南

一项研究以随机顺序比较了五种不同的自我报告量表，评估了 111 名 ICU 患者的疼痛，包括：0～10cm 视觉模拟水平量表（VAS-H）、0～10cm 视觉模拟垂直量表（VAS-V）、言语描述量表（VDS）、0～10 分口述 NRS（NRS-O）、0～10 分视觉 NRS（NRS-V）[6]。结果显示，NRS-V 的应答率最高（91%），且具有最佳的灵敏度、阴性预测值和准确性，其易用性也最适合能描述疼痛的重症脑卒中患者。对于不能描述疼痛的患者，需要使用行为评估工具。

BPS 和 CPOT 是各镇痛指南中推荐的评估无法描述疼痛的重症患者的最佳疼痛量表[2, 7]。虽然 BPS（包括非插管患者的 BPS，即 BPS-NI）和 CPOT 已经在内科、外科和创伤 ICU 的大样本中得到验证[8]，但涉及使用 BPS[9, 10] 和 CPOT[11, 12] 的脑损伤患者的临床研究较少。在脑损伤人群中，尽管与休息和非疼痛性操作相比，在疼痛性操作中两种量表的结构有效性得分较高，但患者表达的疼痛相关行为主要与意识水平相关，而鬼脸和肌肉僵硬等表现较少见[8, 9, 11, 12]。另一项研究[10]虽然没有评估有效性，但发现BPS 和 BPS-NI 在脑损伤人群中使用是可行和可靠的。值得注意的是，BPS、BPS-NI[13] 和 CPOT[14] 中文量表已通过验证。

2013 年美国重症医学会指南[1]认为：生命体征不宜单

独用于评估疼痛，而 2018 年的新指南[3]则认为生命体征不是疼痛的指标，但可以作为上述患者需要接受进一步评估疼痛的提示。

鉴于重症脑卒中患者常伴发意识、言语表达、头面及肢体运动、感觉等功能障碍，在使用行为评估工具（如 BPS 和 CPOT）时，应考虑到以上因素对评估结果产生的影响。

3. 镇痛治疗方案

（1）指导规范

1）推荐建立以评估为基础的阶梯性镇痛流程，对以上评估量表评分超过干预阈值的患者进行镇痛治疗（见图 3）。

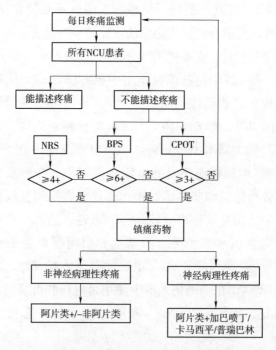

图 3　重症脑卒中患者镇痛流程

2）建议接受有创或可能引起疼痛的操作前，预先进行镇痛和（或）非药物性干预（如放松）以减轻疼痛。

3）对于存在疼痛因素或接受机械通气的重症脑卒中患者，建议镇静治疗前先进行镇痛。

（2）证据和指南

2018 年美国重症医学会的指南[3] 推荐，医疗机构应该有一个基于评估的镇痛方案，要求使用经过验证的工具定期进行疼痛评估，提供有关药物选择和剂量的明确指导，并且明确疼痛治疗优先于镇静。2015 年德国麻醉与重症医学学会循证医学共识推荐：应确保所有 ICU 需要镇痛的患者得到镇痛，并且应采用预防性镇痛方法来应对可能的疼痛操作[2]。包括一些神经重症患者研究的汇总分析表明，与常规治疗相比，采用基于预定方案的疼痛、躁动评估和管理计划，降低了镇静的要求、机械通气的持续时间、ICU 的停留时间和疼痛的强度[10, 15, 16]。

4. 镇痛药物的选择与使用

（1）指导规范

1）非神经病理性疼痛：推荐一线药物为静脉阿片类药物，也可考虑使用非阿片类镇痛药物，以减少阿片类药物用量（或避免使用静脉阿片类药物）以及药物相关不良反应。

2）神经病理性疼痛：推荐给予阿片类药物，同时联合给予普瑞巴林、加巴喷丁或卡马西平。

（2）证据和指南

在 ICU，镇痛方案通常以阿片类药物为基础[17]。然而，其不良反应也需要临床医生的重视。阿片类药物可能带来一些重要的安全问题，如镇静、谵妄、呼吸抑制、肠梗阻和免疫抑制等，可能会增加重症脑卒中患者的住院时间，并加重患者的不良预后[18]。非阿片类镇痛药物，如对乙酰氨基酚、奈福泮、氯胺酮、利多卡因、神经病理性疼痛治疗药物和非甾体抗炎药（NSAID）均已在重症患者中进行了评估。研究表明，对乙酰氨基酚[19]、奈福泮[20]、氯胺酮[21]和神经病理性疼痛治疗药物[22,23]作为阿片类药物的辅助用药，可以降低成人重症患者的疼痛程度和阿片类药物用量及不良反应。因此，多模式药物疗法应作为镇痛优先策略的重要组成部分，以最大限度地减少阿片类药物和镇静剂的使用，并优化镇痛和康复。现有研究还不足以支持常规静脉使用利多卡因[24]、选择性 COX-1 非甾体抗炎药[25]作为重症脑卒中患者疼痛管理中阿片类药物的辅助用药。选择的辅助药物应该是患者特异性的（例如，最小化对乙酰氨基酚在肝功能障碍患者的使用，以及高剂量加巴喷丁在肾功能不全患者的使用）和症状特异性的，目的是减轻疼痛程度、减少阿片类药物用量、减少新的不良反应和减少多重用药。

（二）重症脑卒中的躁动和镇静

1. 躁动监测的对象与频率

（1）指导规范

所有非昏迷的重症脑卒中患者，均应每日常规进行躁动监测。

（2）证据和指南

焦虑和躁动在包括重症脑卒中在内的非昏迷的成年ICU 患者中很常见，控制不当可能对患者造成伤害。保持轻度镇静可以缓解焦虑，减轻机械通气的压力，防止与躁动相关的伤害，缩短拔管时间并减少 ICU 住院时间[1]，但同时镇静药物不当使用也可能会使患者的撤机时间延长[26]、谵妄发生率增加[27]。因此，医生必须每日常规进行躁动监测，以确定是否使用镇静药物和使用的剂量[3]。

2. 躁动的评估方法

（1）指导规范

1）对于非昏迷且未接受肌松治疗的重症脑卒中患者，躁动的评估方法推荐采用 Richmond 躁动镇静评分（Richmond Agitation-Sedation Scale，RASS）（见表8）和镇静躁动评分（Sedation-Agitation Scale，SAS）（见表9）。

表8　Richmond 躁动镇静评分

（Richmond Agitation-Sedation Scale，RASS）

分值	描述	定义
4	有攻击性	有暴力行为
3	非常躁动	试着拔出呼吸管、胃管或静脉输液
2	躁动焦虑	身体激烈移动，无法配合呼吸机
1	不安焦虑	焦虑紧张但身体只有轻微移动
0	清醒平静	清醒自然状态
−1	昏昏欲睡	没有完全清醒，但可保持清醒超过十秒
−2	轻度镇静	无法维持清醒超过十秒
−3	中度镇静	对声音有反应
−4	重度镇静	对身体刺激有反应
−5	昏迷	对声音及身体刺激都无反应

表9　镇静躁动评分（Sedation-Agitation Scale，SAS）

分值	描述	定义
7	危险躁动	拉拽气管内插管，试图拔除各种导管，翻越窗栏，攻击医护人员，在床上辗转挣扎
6	非常躁动	需要保护性束缚并反复语言提示劝阻，咬气管插管
5	躁动	焦虑或身体躁动，经言语提示劝阻可安静
4	安静合作	安静，容易唤醒，服从指令
3	镇静	嗜睡，语言刺激或轻轻摇动可唤醒并能服从简单指令，但又迅速入睡
2	非常镇静	对躯体刺激有反应，不能交流及服从指令，有自主运动
1	不能唤醒	对恶性刺激无或仅有轻微反应，不能交流及服从指令

注：恶性刺激，指吸痰或用力按压眼眶、胸骨或甲床5秒钟。

2）对于非昏迷且接受神经肌肉阻滞药物治疗的重症脑卒中患者，无法进行主观镇静评价时，推荐采用脑电双频指数（Bispectral Index，BIS）等反映脑功能的客观指标作为主观镇静评价的辅助手段。

（2）证据和指南

2013年美国重症医学会指南[1]比较了10个常用主观镇静评测量表，RASS和SAS得到了最高心理测量评分，参与研究的人群也最多。两个量表评分者之间可信度最高[28, 29]，可区分不同临床状态下的不同镇静水平[30, 31]，与包括脑损伤患者的脑电图（EEG）或BIS有中到高度相关性[32, 33]。另外，RASS在目标指导的镇静剂使用时评价一致性好，有较高的可行性[28, 34]。

对于包括神经重症患者在内的ICU镇静客观监测工具

研究，主要是基于脑电图（特别是 BIS）的研究[35, 36]。脑电图变化和主观镇静程度之间的关系通常被认为是恒定和线性的，但两者在深镇静和严重躁动两端的数据有分离。镇静过深，患者表现为无反应，主观镇静量表达到最小值（SAS 1 或 RASS-5），而基于客观的脑电图工具数值可以继续下降，直到获得等电位脑电图[37]。相反，当患者处于过度躁动时，客观脑电图工具可较早达到最大值（如 BIS 100），而主观量表则可继续提高躁动评分[37]。不过，在两者的中间部分，客观脑电图评分和主观量表评分相关性较好[38]。此外，BIS 允许在不刺激患者的情况下进行测量，而主观镇静量表需要评估患者对语音、物理甚至有害刺激的反应。因此，对于非昏迷但接受神经肌肉阻滞药物治疗的重症脑卒中患者，可考虑采用 BIS 等客观指标作为主观评分的辅助手段，也可在不能使用镇静量表时改善镇静剂量滴定[3]。

重症脑卒中患者的镇静流程见图 4。

3. 镇静治疗的目标

（1）指导规范

1）除非存在禁忌证，推荐重症脑卒中患者维持轻度而非深度镇静。

2）对重症脑卒中患者使用镇静药物时，建议将镇静目标控制在 RASS 评分 -2 分至 0 分或 SAS 评分 3 分至 4 分。

3）使用 BIS 监测时，建议目标为健侧 BIS 在 60 ~ 80。

（2）证据和指南

虽然没有普遍接受的轻度镇静定义，但各个指南都指

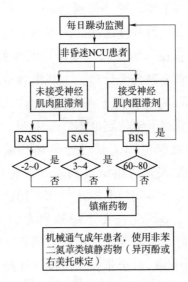

图 4　重症脑卒中患者镇静流程

出应对重症患者进行浅镇静[1-3]。2013 年美国重症医学会指南指出，轻度镇静将缩短拔管时间并减少 ICU 停留时间[1]。2018 年美国重症医学会指南分析了 8 项随机对照试验，结果提示轻度镇静与 90 天病死率无关，但与拔管时间较短和气管切开率降低有关。轻度镇静与谵妄、创伤后应激障碍、抑郁症或自拔管发生率降低均无关。没有 RCT 评估轻度与深度镇静对认知或身体功能的影响。一般来说，RASS 评分 –2 分至 0 分范围（或使用其他量表的等效评分）常在评估研究中被认为是轻度镇静[39]。

　　BIS 值是一个无单位的简单数值，范围从 0 ~ 100，0 表示完全无脑电活动，100 表示清醒状态下的脑电图状态。BIS 值下降与意识水平下降呈正相关，往往 60 ~ 65 分以下患者会出现意识丧失，因此，一般镇静研究都将 BIS 值定在 60 以上，但浅镇静的具体参考范围尚未达成统一意见[36, 37]。一项针对神经系统疾病患者的研究比较了用临床评分和临床评分联合 BIS 值两组，其设定 BIS 范围为 60~70，结果发现联合评估组达到同等临床镇静水平时，镇静剂用量减少，苏醒时间缩短，且没有明显的不良反应[35]。另一项关于脑损伤患者 BIS 数值与 SAS、RASS 评分关系的研究，发现 RASS 评分 -1 分至 -2 分对应的 BIS 值大多在 60~80[32]。

4. 镇静药物的选择与使用

（1）指导规范

1）对于非机械通气的重症脑卒中患者，选用哪类镇静药物暂无建议。

2）对于接受机械通气的重症脑卒中患者，建议优先使用非苯二氮䓬类药物（异丙酚或右美托咪定），其次才考虑使用苯二氮䓬类药物（咪达唑仑或劳拉西泮）。

（2）证据和指南

重症患者可能需要镇静以减少焦虑和压力，并有利于侵入性手术和机械通气的顺利实施。镇静指征、目标、临床药理学和获得成本是选择镇静剂的重要决定因素。2018年美国重症医学会的指南回顾文献比较了非苯二氮䓬类镇静剂（异丙酚或右美托咪定）和苯二氮䓬类镇静剂（咪达唑仑或劳拉西泮）用于机械通气的重症成人患者的研究，结果显示异丙酚[40-42]和右美托咪定[43-45]有中等收益（轻度镇静和拔管时间缩短），异丙酚和右美托咪定之间的结果没有显著差异[46, 47]，异丙酚或右美托咪定的相关危害也被认为比较小并且没有临床意义。苯二氮䓬类药物有增加谵妄的危险，异丙酚与谵妄之间的关系不明确，而右美托咪定有减少谵妄的作用[48,49]，推荐有条件的单位对机械通气的重症患者优先使用此两种药物进行镇静。需要认识到当患者需要深度镇静（有或没有神经肌肉阻滞）时，不应使用右美托咪定。

常用阿片类镇痛药及常用静脉镇静药的药理及给药方法，见表10、表11。

表10　常用阿片类镇痛药药理及给药方法推荐

阿片类药物	起效时间（Ⅳ）	清除半衰期	间断给药	Ⅳ输注速度	其他信息
芬太尼	1~2min	2~4hr	0.35~0.5μg/kg IV q0.5-1hr	0.7~10 μg/kg/hr	比吗啡更少引起低血压，肝功能损害时易聚积
氢化吗啡酮	5~15min	2~3hr	0.2~0.6mg IVq1-2hr	0.5~3 mg/hr	患者对吗啡/芬太尼耐受时可作为治疗选择，肝肾功能损害时易聚积
吗啡	5~10min	3~4hr	2~4 mg IV q1-2hr	2~30 mg/hr	肝肾功能损害时易聚积。组胺释放
瑞芬太尼	1~3min	3~10min	N/A	负荷：1.5μg/kg 维持：0.5~15μg/kg/hr	肝肾功能损害时无聚积。体重>130%理想体重时，使用理想体重

表 11　常用静脉镇静药药理及给药方法推荐

镇静药物	起效时间（Ⅳ）	清除半衰期	负荷量（Ⅳ）	Ⅳ维持速度	不良反应
咪达唑仑	2~5min	3~11 hr	0.01~0.05 mg/kg Ⅳ数分钟以上	0.02~0.1 mg/kg/hr	呼吸抑制，低血压
劳拉西泮	15~20min	8~15 hr	0.02~0.04 mg/kg（≤2mg）	0.02~0.06 mg/kg q2~6 hr 或 0.01~0.1 mg/kg/hr（≤10mg/hr）	呼吸抑制，低血压，丙二醇相关酸中毒，肾毒性
地西泮	2~5min	20~120 hr	5~10 mg	0.03~0.1 mg/kg q 0.5~6 hr	呼吸抑制，低血压，静脉炎
丙泊酚	1~2min	短期3~12hr 长期50±18.6 hr	5μg/kg/min Ⅳ 5分钟以上	5~50 μg/kg/min	注射疼痛，低血压，呼吸抑制，高甘油三酯血症，胰腺炎，过敏反应，丙泊酚相关输注综合征
右美托咪定	5~10min	1.8~3.1 hr	1 μg/kg Ⅳ 10分钟以上	0.2~0.7 μg/kg/hr	心动过缓，低血压，负荷剂量间出现高血压，气道松弛

参考文献

[1] Barr J, Fraser GL, Puntillo K, et al. Clinical practice guidelines for the management of pain, agitation, and delirium in adult patients in the intensive care unit [J]. Crit Care Med, 2013, 41 (1): 263 – 306.

[2] Taskforced AS, Baron R, Binder A, et al. Evidence and consensus-based guideline for the management of delirium, analgesia, and sedation in intensive care medicine. Revision 2015 (DAS-Guideline 2015) -short version [J]. Ger Med Sci, 2015, 13: Doc19.

[3] Devlin JW, Skrobik Y, Gelinas C, et al. Clinical Practice Guidelines for the Prevention and Management of Pain, Agitation/Sedation, Delirium, Immobility, and Sleep Disruption in Adult Patients in the ICU [J]. Crit Care Med, 2018, 46 (9): e825 – e73.

[4] De Jong A, Molinari N, De Lattre S, et al. Decreasing severe pain and serious adverse events while moving intensive care unit patients: a prospective interventional study (the NURSE-DO project) [J]. Crit Care, 2013, 17 (2): R74.

[5] Georgiou E, Hadjibalassi M, Lambrinou E, et al. The Impact of Pain Assessment on Critically Ill Patients' Outcomes: A Systematic Review [J]. Biomed Res Int, 2015, 2015: 503830.

[6] Chanques G, Viel E, Constantin JM, et al. The measurement of pain in intensive care unit: comparison of 5 self-re-

port intensity scales [J]. Pain, 2010, 151 (3): 711 -21.

[7] Devlin JW, Skrobik Y, Gelinas C, et al. Executive Summary: Clinical Practice Guidelines for the Prevention and Management of Pain, Agitation/Sedation, Delirium, Immobility, and Sleep Disruption in Adult Patients in the ICU [J]. Crit Care Med, 2018, 46 (9): 1532 -48.

[8] Leej, Jung J, Noh JS, et al. Perioperative psycho-educational intervention can reduce postoperative delirium in patients after cardiac surgery: a pilot study [J]. Int J Psychiatry Med, 2013, 45 (2): 143 -58.

[9] Dehghani H, Tavangar H, Ghandehari A. Validity and reliability of behavioral pain scale in patients with low level of consciousness due to head trauma hospitalized in intensive care unit [J]. Arch Trauma Res, 2014, 3 (1): e18608.

[10] Yu A, Teitelbaum J, Scott J, et al. Evaluating pain, sedation, and delirium in the neurologically critically ill-feasibility and reliability of standardized tools: a multi-institutional study [J]. Crit Care Med, 2013, 41 (8): 2002 -7.

[11] Echegaray-Benitesc, Kapoustina O, Gelinas C. Validation of the use of the Critical-Care Pain Observation Tool (CPOT) with brain surgery patients in the neurosurgical intensive care unit [J]. Intensive Crit Care Nurs, 2014, 30 (5): 257 -65.

[12] Joffe AM, Mcnulty B, Boitor M, et al. Validation of the Critical-Care Pain Observation Tool in brain-injured critically ill adults [J]. J Crit Care, 2016, 36: 76 -80.

[13] Liuy, Li L, Herr K. Evaluation of Two Observational Pain Assessment Tools in Chinese Critically Ill Patients [J]. Pain Med, 2015, 16 (8): 1622 - 8.

[14] Li Q, Wan X, Gu C, et al. Pain assessment using the critical-care pain observation tool in Chinese critically ill ventilated adults [J]. J Pain Symptom Manage, 2014, 48 (5): 975 - 82.

[15] Skrobik Y, Ahern S, Leblanc M, et al. Protocolized intensive care unit management of analgesia, sedation, and delirium improves analgesia and subsyndromal delirium rates [J]. Anesth Analg, 2010, 111 (2): 451 - 63.

[16] Awissi DK, Begin C, MoisaN J, et al. I-SAVE study: impact of sedation, analgesia, and delirium protocols evaluated in the intensive care unit: an economic evaluation [J]. Ann Pharmacother, 2012, 46 (1): 21 - 8.

[17] Carrer S, Bocchi A, Candini M, et al. Short term analgesia based sedation in the Intensive Care Unit: morphine vs remifentanil + morphine [J]. Minerva Anestesiol, 2007, 73 (6): 327 - 32.

[18] Whitep F, Kehlet H, Neal JM, et al. The role of the anesthesiologist in fast-track surgery: from multimodal analgesia to perioperative medical care [J]. Anesth Analg, 2007, 104 (6): 1380 - 96.

[19] Memis D, Inal MT, Kavalci G, et al. Intravenous paracetamol reduced the use of opioids, extubation time, and opioid-related adverse effects after major surgery in intensive

care unit [J]. J Crit Care, 2010, 25 (3): 458 – 62.

[20] Kim K, Kim WJ, Choi DK, et al. The analgesic efficacy and safety of nefopam in patient-controlled analgesia after cardiac surgery: A randomized, double-blind, prospective study [J]. J Int Med Res, 2014, 42 (3): 684 – 92.

[21] Assouline B, Tramer MR, Kreienbuhl L, et al. Benefit and harm of adding ketamine to an opioid in a patient-controlled analgesia device for the control of postoperative pain: systematic review and meta-analyses of randomized controlled trials with trial sequential analyses [J]. Pain, 2016, 157 (12): 2854 – 64.

[22] Pandey CK, Raza M, Tripathi M, et al. The comparative evaluation of gabapentin and carbamazepine for pain management in Guillain-Barre syndrome patients in the intensive care unit [J]. Anesth Analg, 2005, 101 (1): 220 – 5.

[23] Pesonen A, Suojaranta-Ylinen R, Hammaren E, et al. Pregabalin has an opioid-sparing effect in elderly patients after cardiac surgery: a randomized placebo-controlled trial [J]. Br J Anaesth, 2011, 106 (6): 873 – 81.

[24] Insler SR, O'connor M, Samonte AF, et al. Lidocaine and the inhibition of postoperative pain in coronary artery bypass patients [J]. J Cardiothorac Vasc Anesth, 1995, 9 (5): 541 – 6.

[25] Oberhofer D, Skok J, Nesek-Adam V. Intravenous ketoprofen in postoperative pain treatment after major abdominal surgery [J]. World J Surg, 2005, 29 (4): 446 – 9.

［26］Kollef MH, Levy NT, Ahrens TS, et al. The use of continuous i. v. sedation is associated with prolongation of mechanical ventilation ［J］. Chest, 1998, 114 (2): 541 – 8.

［27］Pandharipande P, Shintani A, Peterson J, et al. Lorazepam is an independent risk factor for transitioning to delirium in intensive care unit patients ［J］. Anesthesiology, 2006, 104 (1): 21 – 6.

［28］Ely EW, Truman B, Shintani A, et al. Monitoring sedation status over time in ICU patients: reliability and validity of the Richmond Agitation-Sedation Scale (RASS) ［J］. JAMA, 2003, 289 (22): 2983 – 91.

［29］Ryder-Lewism C, Nelson KM. Reliability of the Sedation-Agitation Scale between nurses and doctors ［J］. Intensive Crit Care Nurs, 2008, 24 (4): 211 – 7.

［30］Sesslerc N, Gosnell MS, Grap MJ, et al. The Richmond Agitation-Sedation Scale: validity and reliability in adult intensive care unit patients ［J］. Am J Respir Crit Care Med, 2002, 166 (10): 1338 – 44.

［31］Masica AL, Girard TD, Wilkinson GR, et al. Clinical sedation scores as indicators of sedative and analgesic drug exposure in intensive care unit patients ［J］. Am J Geriatr Pharmacother, 2007, 5 (3): 218 – 31.

［32］Deogaonkar A, Gupta R, Degeorgia M, et al. Bispectral Index monitoring correlates with sedation scales in brain-injured patients ［J］. Crit Care Med, 2004, 32 (12): 2403 – 6.

［33］Rikerr R, Fraser GL, Simmons LE, et al. Validating the Sedation-Agitation Scale with the Bispectral Index and Visual Analog Scale in adult ICU patients after cardiac surgery [J]. Intensive Care Med, 2001, 27 (5): 853 – 8.

[34] Punb T, Gordon SM, Petersonj F, et al. Large-scale implementation of sedation and delirium monitoring in the intensive care unit: a report from two medical centers [J]. Crit Care Med, 2005, 33 (6): 1199 – 205.

[35] Olson DM, Thoyre SM, Peterson ED, et al. A randomized evaluation of bispectral index-augmented sedation assessment in neurological patients [J]. Neurocrit Care, 2009, 11 (1): 20 – 7.

[36] Mahmood S, Parchani A, El-Menyar A, et al. Utility of bispectral index in the management of multiple trauma patients [J]. Surg Neurol Int, 2014, 5: 141.

[37] Fraser GL, Riker RR. Bispectral index monitoring in the intensive care unit provides more signal than noise [J]. Pharmacotherapy, 2005, 25 (5 Pt 2): 19S – 27S.

[38] Simmons LE, Riker RR, Prato BS, et al. Assessing sedation during intensive care unit mechanical ventilation with the Bispectral Index and the Sedation-Agitation Scale [J]. Crit Care Med, 1999, 27 (8): 1499 – 504.

[39] Brattebo G, Hofoss D, Flaatten, et al. Effect of a scoring system and protocol for sedation on duration of patients' need for ventilator support in a surgical intensive care unit [J]. BMJ, 2002, 324 (7350): 1386 – 9.

[40] Carrasco G, Molina R, Costa J, et al. Propofol vs

midazolam in short-, medium-, and long-term sedation of critically ill patients. A cost-benefit analysis [J]. Chest, 1993, 103 (2): 557 – 64.

[41] Zhou Y, Jin X, Kang Y, et al. Midazolam and propofol used alone or sequentially for long-term sedation in critically ill, mechanically ventilated patients: a prospective, randomized study [J]. Crit Care, 2014, 18 (3): R122.

[42] Mesnil M, Capdevila X, Bringuier S, et al. Long-term sedation in intensive care unit: a randomized comparison between inhaled sevoflurane and intravenous propofol or midazolam [J]. Intensive Care Med, 2011, 37 (6): 933 – 41.

[43] Riker RR, Shehabi Y, Bokesch PM, et al. Dexmedetomidine vs midazolam for sedation of critically ill patients: a randomized trial [J]. JAMA, 2009, 301 (5): 489 – 99.

[44] Pandharipande PP, Pun BT, Herr DL, et al. Effect of sedation with dexmedetomidine vs lorazepam on acute brain dysfunction in mechanically ventilated patients: the MENDS randomized controlled trial [J]. JAMA, 2007, 298 (22): 2644 – 53.

[45] Maclaren R, Preslaski CR, Mueller S W, et al. A randomized, double-blind pilot study of dexmedetomidine versus midazolam for intensive care unit sedation: patient recall of their experiences and short-term psychological outcomes [J]. J Intensive Care Med, 2015, 30 (3): 167 – 75.

[46] Srivastava VK, Agrawal S, Kumar S, et al. Comparison of dexmedetomidine, propofol and midazolam for short-

term sedation in postoperatively mechanically ventilated neuro-surgical patients [J]. J Clin Diagn Res, 2014, 8 (9): GC04 -7.

[47] Jakob SM, Ruokonen E, Grounds RM, et al. Dexmedetomidine vs midazolam or propofol for sedation during prolonged mechanical ventilation: two randomized controlled trials [J]. JAMA, 2012, 307 (11): 1151 -60.

[48] Su X, Meng ZT, Wu XH, et al. Dexmedetomidine for prevention of delirium in elderly patients after non-cardiac surgery: a randomised, double-blind, placebo-controlled trial [J]. Lancet, 2016, 388 (10054): 1893 -902.

[49] Skrobik Y, Duprey MS, Hill NS, et al. Low-Dose Nocturnal Dexmedetomidine Prevents ICU Delirium. A Randomized, Placebo- controlled Trial [J]. Am J Respir Crit Care Med, 2018, 197 (9): 1147 -56.

十一、重症脑卒中应激性溃疡的预防

（一）指导规范

1. 重症脑卒中患者不主张常规使用组胺受体拮抗剂或质子泵抑制剂预防应激性溃疡，而应该根据患者应激性溃疡的危险因素综合考虑。

2. 有以下危险因素建议进行药物预防：机械通气超过48小时；凝血功能障碍；昏迷（GCS≤8）；胃十二指肠溃疡或上消化道出血病史；急性肾功能衰竭或肾替代治疗；急性肝功能衰竭或肝硬化病史；休克；双抗或抗血小板联合抗凝或抗血小板联合非甾体抗炎药；潜血阳性超过3天。（注：凝血功能障碍是指 INR > 1.5 或血小板 < 50×10^9/L 或 APTT > 正常值 2 倍。）

3. 当患者可以耐受肠内营养时，可以停用或不使用预防药物；当患者应激性溃疡的危险因素解除或患者病情已经稳定时，应该停用预防药物。

（二）证据和指南

1. 为什么不应该常规进行药物预防

重症脑卒中患者常规使用组胺受体拮抗剂或质子泵抑制剂预防应激性溃疡的理念应该得到纠正，其原因如下[1, 2]：1）目前应激性溃疡的预防指南其证据多来自 20

年前的临床研究，而近 20 年来 ICU 的治疗水平和理念已经较以前有很大的改变；2）不同方法诊断应激性溃疡其发病率有很大的差异，目前认为主要是临床重要出血事件（clinically important bleeding, CIB）与预后相关，近年大量的大样本研究发现应激性溃疡在 ICU 已经少见；3）没有研究证实应激性溃疡的药物预防可以改善预后；4）应激性溃疡的药物预防可以导致感染和其他并发症。

应激性溃疡的机制是多方面的，但多数认为与胃肠道黏膜缺血和再灌注损害有关。近年来对重症患者的诊治条件和理念已经发生了极大的改变[1]，如颅高压或使用渗透性治疗的患者强调的是等血容量，而不是轻度低血容量；对血容量和循环的监测条件有大大的改善；对早期肠内营养的执行力度有明显的提高；允许性低潮气量通气模式等，使胃肠道黏膜缺血发生机会减少或能够得到尽快纠正。这些 ICU 治疗技术的提高和理念改变，不仅改善了总体预后，也减少了应激性溃疡的发生，因此应激性溃疡已被认为是 ICU 的少见并发症[1]。近期 ICU 的三项 RCT 研究[3-5]显示安慰剂组显性出血的发生率是 2.4% ~ 5.6%（平均 4.7%，共 150 例），而 CIB 的发生率是 0 ~ 4.8%（平均 3.9%，共 1 797 例）。一项 1994 年完成的 4 个 ICU 的前瞻性研究中[6]，2 252 名 ICU 患者以显性出血作为应激性溃疡的诊断标准，通过多元回归分析发现两个主要危险因素：机械通气（OR = 15.6，p < 0.001）和凝血功能障碍（OR = 4.3，p < 0.001），两个危险因素均不存在的患者应激性溃疡的发生率低至 0.1%，这一研究为大家广为接受。2015 年一项对 97 个 ICU 中的 1 034 名患者的前瞻

性研究发现[7]，CIB 的发生率是 2.6%，多因素分析发现 CIB 的危险因素是三个或以上合并疾病（OR = 8.9，2.7 ~ 28.8）、合并肝病（OR = 7.6，3.3 ~ 17.6）、肾替代治疗（OR = 6.9，2.7 ~ 17.5）、合并凝血功能障碍（OR = 5.2，2.3 ~ 11.8）、急性凝血功能障碍（OR = 4.2，1.7 ~ 10.2）和高 SOFA（Sepsis Related Organ Failure Assessment，SOFA）评分（OR = 1.4，1.2 ~ 1.5），而机械通气不再是 CIB 的危险因素，提示经过 20 余年以后应激性溃疡的危险因素发生了改变，更多的是与疾病严重程度和凝血功能障碍相关。

在 ICU 的患者中，无症状而胃镜显示有胃黏膜病变、隐性出血、显性出血和 CIB 的发生率分别为 74% ~ 100%、15% ~ 20%、5% ~ 25% 和 0.6% ~ 5%，因此应激性溃疡的发生率与诊断方法明显相关，但目前发现仅 CIB 与预后相关。以 CIB 作为诊断和研究标准，则 ICU 患者的应激性溃疡的发生率明显下降，不再被认为是 ICU 的常见并发症，而被认为是少见并发症[2]。显性出血是指有呕血、黑便或血性胃内容物的上消化道出血（upper gastrointestinal blooding，UGIB），CIB 的定义是指显性出血后 24 小时内出现下列之一[8]：1）SBP 下降 20mmHg；2）心率升高超过 20 次/分；3）坐位测量 SBP 下降 > 10mmHg；4）血红素下降 > 2.0g/L 和需要输血。

既往虽然有很多研究证实组胺受体拮抗剂或质子泵抑制剂能降低应激性溃疡，但没有一项高质量研究或 Meta 分析证实 SUP（Stress Ulcer Prophylaxis，SUP）能降低病死率[1, 9]。自 2016 年以来三项随机双盲安慰剂研究，其中

POP-UP[3]（214 例）为单中心研究，REVISE[4]（91 例）为 10 个中心的预试验，SUP-ICU[5]（3 298 例）是 33 个 ICU 的多中心研究，结果无论是住 ICU 病死率或 90 天病死率静注泮托拉唑与安慰剂比较均无明显差异。

组胺受体拮抗剂或质子泵抑制剂的使用可导致感染等不良作用，抑酸可以增加艰难梭菌感染的机会，且与抑酸强度和使用频次有关[10]。一项超过 10 万住院患者的队列人群研究[11]发现，组胺受体拮抗剂、每日一次质子泵抑制剂、每日一次以上质子泵抑制剂使用者，艰难梭菌感染的风险与未使用抑酸药的患者相比分别是 1.53（1.12 ~ 2.1）、1.74（1.39 ~ 2.18）和 2.36（1.79 ~ 3.11）。质子泵抑制剂的使用时长也与艰难梭菌感染的发生率和严重程度相关。抑酸药物是否增加肺部感染的风险也有大量研究，在一项包括 21 项 RCT 研究的 Meta 分析中发现，使用硫糖铝者肺炎的风险低于使用雷尼替丁者（OR = 0.84，0.72 ~ 0.98）[12]。在一项 35 312 例 ICU 患者的队列研究中[13]，使用质子泵抑制剂肺炎发生率高于组胺受体拮抗剂（38.6% : 27%，$p < 0.001$），在一项 63 878 例非 ICU 患者的队列研究中[14]，发现使用抑酸药物肺炎的发生风险是 1.3（1.1 ~ 1.4），亚组分析显示这一差异主要与质子泵抑制剂有关，而与组胺受体拮抗剂无关。日本一项长达 10 年对脑卒中的研究发现[15]，使用质子泵抑制剂与未使用抑酸药比较，肺炎发生风险明显增加，OR 是 2.07（1.13 ~ 3.62），而组胺受体拮抗剂未发现有增加肺炎的风险。另一项同样长达 10 年的美国研究发现[16]，使用质子泵抑制剂的脑卒中患者肺炎发生率明显增加，其 OR 是 2.7（1.4 ~ 5.4）。

然而，抑酸药是否可增加肺炎发生的风险仍有一定的争议，2016 年以来开展的三项 RCT 研究[3-5]均未发现使用泮托拉唑后肺炎的发生率增高。但从抑酸药可以升高胃液的 pH 值，可以增加胃细菌定植的风险[2]；肺炎的发生受护理质量等诸多因素的影响；抑酸药可以增加艰难梭菌感染的风险等来看，ICU 的患者使用抑酸药可以增加感染风险已经被越来越多的临床医师接受。此外，组胺受体拮抗剂可能会导致脑病，质子泵抑制剂尚有导致肝损害、心脏事件和增加药物相互作用等风险[10]。

因此近年来对于 ICU 患者常规预防应激性溃疡的质疑声越来越大，不少医院和区域已经自行更新了应激性溃疡的预防指南。2014 年丹麦发表的《ICU 应激性溃疡预防指南》明确指出不推荐成人 ICU 患者常规行应激性溃疡的预防（1C）[17]。2016 年重症脓毒症和脓毒症休克指南[18]不推荐无危险因素行应激性溃疡的药物预防。

2. 重症脑卒中应激性溃疡的危险因素

以上介绍的研究大多来自普通 ICU 患者的研究，就重症脑卒中来说，应激性溃疡预防是否与其他 ICU 患者不同，主要考虑两点：一是脑卒中的应激性溃疡发生率是否与其他疾病不同，二是抗血小板或抗凝治疗对重症脑卒中急性期应激性溃疡的影响有多大。

重症脑卒中被认为可以促进胃蛋白酶和胃酸分泌等[10]，因而可能有更高的应激性溃疡发生风险。然而各国大样本的数据分析并未显示脑卒中有更高的应激性溃疡发病率。美国 2002 年至 2011 年 3 988 667 例住院急性缺血性脑卒中患者[19]，上消化道出血的发生率是 1.24%，并有逐年减少趋势（2002 年为 1.42%，2011 年为 1.05%），需要输血的 UGIB 发生率仅为 0.32%，多因素分析显示消化道溃疡病史（OR = 2.45）和肝病（OR = 2.42）是较显著的独立危险因素，溶栓治疗不是应激性溃疡的危险因素。中国 2007 年至 2008 年在 CNSR 注册的住院急性缺血性卒中 14 702 例[20]，UGIB 的发生率是 2.5%，需要输血的 UGIB 是 0.3%，同样显示消化道溃疡病史（OR = 3.41）和肝病（OR = 3.66）是最显著的两个独立危险因素。日本 2007 年至 2012 年 6 529 例住院急性脑梗死患者[21]，GIB 的发生率是 1.4%，消化道溃疡病史（OR = 6.59）和院前使用激素（OR = 2.49）是主要危险因素，而院前抗血小板和抗凝药物不是应激性溃疡的独立危险因素。加拿大卒中网络登记根据 2003 年至 2006 年的数据统计显示 UGIB 发生率是 1.5%[22]，需要输血者为 0.5%，多因素分析显示消化道溃疡病史和卒中的严重程度是应激性溃疡的独立危险因素，溶栓治疗不增加应激性溃疡的发生率。

从中国、美国、日本和加拿大 4 国的大样本回顾性研究来看，因缺血性脑卒中住院的患者，GIB 发生率为 1.4% ~ 2.5%，CIB 为 0.3% ~ 0.5%，显示脑卒中急性期 UGIB 的发生率并不高。以上四国研究，不仅 GIB 和 CIB 的发生率高度一致，在危险因素上也十分接近（见表 12），缺血性脑卒中各国研究比较一致的危险因素是：上消化道出血或消化道溃疡病史、肝病史（肝硬化或胆红素 > 33umol/L）和卒中的严重程度。

抗血小板和抗凝治疗无论单独使用或联合使用均可以增加上消化道出血的风险[23]，低剂量的阿司匹林（75 ~

325mg）引起 UGIB 的发生率是 1.3%，而安慰剂组是 0.8%，OR=1.5（1.2~1.8）。没有研究直接比较氯吡格雷与安慰剂的 UGIB 发生率，但一项研究比较了阿司匹林和氯吡格雷导致严重 UGIB 的情况，结果阿司匹林相比氯吡格雷引起 UGIB 的 RR 是 1.45（1.00~2.10）。在 RCT 研究中阿司匹林和氯吡格雷联合使用（双抗）其 GIB 风险是单用阿司匹林的 2~3 倍，但绝对值仅升高了 0.6%~2.0%。另外，目前抗血小板药物诱发 UGIB 的研究时间多在 1 年以上，而抗血小板药物导致 UGIB 与使用时间相关，如双抗治疗第一年的 UGIB 发生率是 1%，而第一个月的 UGIB 是 0.3%[24]。

2008 年 ACCF/ACG/AHA 发表了使用抗血小板和 NSAID 患者降低消化道出血风险的专家共识，推荐具有上消化道出血危险因素的两种抗血小板药物（双抗）使用者联合应用质子泵抑制剂。2010 年本共识进行了更新[25]，推荐使用抗血小板药物的患者，具有消化道出血病史时应联合使用质子泵抑制剂；具有多个危险因素时应用质子泵抑制剂是合理的，这些危险因素包括：高龄、同时使用抗凝药物、NSAID（包括阿司匹林）和幽门螺杆菌感染者；不推荐消化道出血的低危患者常规使用组胺受体拮抗剂或质子泵抑制剂。因此抗血小板或抗凝治疗的患者是否使用组胺受体拮抗剂或质子泵抑制剂尚存在一定争议。

就应激性溃疡的危险因素，目前缺乏专门针对重症脑卒中的研究，研究质量也比较低，也缺乏以 CIB 为主要结局的干预性研究。中国一项多中心回顾性研究[26]调查了神经重症患者 SU 的发生率及相关危险因素，通过病案检索了 12 家医院 2015 年 1 月至 2015 年 7 月的神经重症病例，纳入标准：≥18 岁；脑外伤、脑出血或脑肿瘤术后患者；
GCS≤10。共分析了 1 416 例患者，结果发病 14 天内 UGIB
（显性出血）的发生率是 12.9%，但 CIB 为 0.76%。主要的
危险因素是：机械通气大于 48 小时、UGIB 病史和使用抗凝
药物。虽然这项研究针对的并非全是重症脑卒中患者，但却
是为数不多的针对神经重症患者且样本量较大的研究，有一
定的参考意义。本研究 CIB 的发生率与普通 ICU 获得的结
果类似，CIB 也仅为 0.76%，但 79% 的患者使用了抑酸药
物。针对神经重症患者，Barletta JF[10] 在回顾了相关研究之
后，将昏迷（GCS<9）、机械通气、肾替代治疗、凝血功能
障碍、肝病（肝硬化）列为神经重症的危险因素，并提出
应该改变低风险患者常规使用药物预防的习惯。

近年来就应激性溃疡的预防未有新的高质量指南更
新，我们回顾了 2015 年以来部分医院、区域和专家接受
的危险因素总结（见表 12）。可以看出机械通气和凝血功
能障碍仍然是普通 ICU 广为接受的主要危险因素，休克或
低灌注也是多数指南和专家接受的主要危险因素。故结合
普通 ICU、神经重症、普通脑卒中和抗血小板或抗凝患者
上消化道出血的证据和指南，并考虑到国内的实际情况，
本规范将机械通气超过 48 小时、凝血功能障碍、昏迷
（GCS<9）、胃十二指肠溃疡或上消化道出血病史、急性
肾衰竭或肾替代治疗、急性肝功能衰竭或肝硬化病史、休
克、双抗（血小板）、抗血小板联合抗凝治疗、抗血小板
联合 NSAID 和潜血阳性大于 3 天列为重症脑卒中的主要危
险因素，存在以上危险因素的重症脑卒中患者建议使用药
物预防应激性溃疡。

表 12 脑卒中、神经重症和 ICU 患者应激性溃疡的危险因素

来源	病种、研究类型和病例数	GIB 发生率和 SUP 情况	危险因素
Wei JJ[26], 2018, PRC	神经重症、脑外伤、脑出血、脑肿瘤术后,多中心回顾,1 416	GIB:12.9% CIB:0.76% SUP:79%	机械通气大于 48 小时;上消化道出血或溃疡病史;抗栓治疗(抗凝、抗血小板)
Rumalla K[19], 2016, USA	缺血性卒中,急性期住院患者,数据库检索,3 988 667	GIB:1.24% CIB:0.32% SUP:未提供	主要危险因素:消化道溃疡病史(OR=2.45);肝病史(OR=2.04)不相关因素:溶栓治疗
Ji RJ[20], 2014, PRC	缺血性卒中,急性期住院患者,数据库检索,14 702	GIB:2.5% CIB:0.3% SUP:未提供	OR>3:肝硬化,上消化道出血或溃疡病史 OR>2:后循环梗死,病前 MRS≥3
Ogata et al[21], 2014, 日本	缺血性卒中,急性期住院患者,数据库检索,6 529	GIB:1.4% SUP:66%	主要危险因素:消化道溃疡病史;NHSS;病前使用激素。不相关因素:院前使用抗血小板、抗凝药物或 NSAIDs;溶栓治疗

续表

来源	病种、研究类型和病例数	GIB 发生率和 SUP 情况	危险因素
O'Donnell[22]，2008，CA	缺血性卒中，急性期住院患者，数据库检索，6 853	GIB:1.5% CIB:0.5% 院前使用组胺受体拮抗剂或质子泵抑制剂:21%	主要危险因素:消化道溃疡病史;肿瘤;卒中严重程度。不相关因素:溶栓治疗;院前抗栓治疗;院前使用组胺受体拮抗剂或质子泵抑制剂
Krag M[7]，2015	ICU 患者，7 天前瞻性 97 个中心观察研究，1 034	GIB:4.7% CIB:2.6% SUP:73% SUP:CIB,3.4% 未使用者：CIB,2.2%	3 个以上合并疾病（OR=8.9），共存肝病（OR=7.6），肾替代治疗（OR=6.9），凝血障碍（OR=4.2），使用抑酸药物（OR=3.6），高 SOFA 评分（OR=1.4）
COOK DJ[6]，1994	ICU 患者，4 个中心前瞻性研究，2 252	GIB:4.4% CIB:1.5% SUP:29.9% 无危险因素 CIB:0.1%	机械通气大于 48 小时（OR=15.6）;凝血障碍（OR=4.3）

脑卒中重症管理

表13 各类别指南和专家接受的应激性溃疡危险因素

来源、对象和时间	主要危险因素	次要危险因素	停药时机
Stanford Hospital and Clinics[30]，ICU患者，2015	机械通气大于48小时；凝血功能障碍；脑外伤，GCS<10；烧伤面积大于35%；重症外伤，损伤程度评分≥16；脊髓损伤；部分肝切除；实体器官移植围手术期；双抗	脓毒症；住ICU时间超过7天；潜血阳性大于6天；大剂量激素（甲强龙50mg/天）	
Orlando，区域医疗中心[31]，应激性溃疡的预防，ICU患者，2017	机械通气大于48小时，未予肠内营养；凝血功能障碍；低灌注（休克或脏器功能障碍）；大剂量激素（氢化可的松250mg，或同量）；烧伤面积大于20%	上消化道出血或溃疡病史；同时使用NSAIDs或激素	耐受肠内营养；危险因素解除
Barletta JF[10]，神经重症，2017	昏迷（GCS<9）；机械通气；肾替代治疗；凝血功能障碍；肝病		
Buendgens L[9]，ICU患者，2016	机械通气大于48小时；凝血功能障碍；1年前上消化道出血病史；重症脓毒症或脓毒症休克或心源性休克	烧伤；颅脑损伤；急性肾功能衰竭；消化道溃疡病史；肝或肾移植；NSAIDs；大剂量激素	

续表

来源、对象和时间	主要危险因素	次要危险因素	停药时机
中国应激性溃疡防治专家组[32],2018,ICU患者	机械通气超过48小时,或接受体外生命支持;凝血机制障碍或服用抗凝或抗血小板药物;消化道溃疡或出血病史;严重颅脑、颈脊髓外伤;严重烧伤(烧伤面积>30%);严重创伤、多发伤;各种困难、复杂的手术;急性肾功能衰竭或接受肾脏替代治疗;慢性肝脏疾病或急性肝功能衰竭;ARDS;休克或持续低血压;脓毒症;心脑血管意外;严重心理应激,如精神创伤等	ICU住院时间>1周;隐血阳性>3天;大剂量使用糖皮质激素;合并使用非甾体抗炎药	病情稳定,可耐受肠内营养或已进食;临床症状好转或转入普通病房
本规范,重症脑卒中,2019	机械通气超过48小时;凝血功能障碍;昏迷(GCS<9);胃十二指肠溃疡或上消化道出血病史;急性肾衰竭或RRT,急性肝功能衰竭或肝硬化病史;休克,双抗、抗血小板+抗凝、抗血小板+NSAID,潜血阳性超过3天		可耐受肠内营养;危险因素解除;病情稳定

注:凝血功能障碍:INR>1.5或血小板<$50×10^9$/L或APTT>正常值2倍;大剂量皮质醇:指使用氢化可的松大于250mg/天。

3. 肠内营养和应激性溃疡

危重症患者的营养支持越来越受到临床的重视，无论美国还是欧洲的指南均推荐早期肠内营养[27]，因此在 ICU 中肠内营养普及率越来越高。研究发现肠内营养可以改善内脏血供而预防胃肠黏膜缺血，另外肠内营养制剂是碱性的，可以直接升高胃液的 pH 值，其效果甚至超过制酸药物[10]。因此有不少学者认为，早期肠内营养普及率的提高是目前 ICU 应激性溃疡发生率减少的重要原因之一。2010 年一项纳入 17 项随机对照研究（共 1 836 例患者）[28]，将肠内营养作为独立因素进行分组，分析了组胺受体拮抗剂对应激性溃疡的预防作用及效果。结果发现，未使用肠内营养者组胺受体拮抗剂可以显著降低 UGIB 的发生率，但与对照组相比肺部感染和病死率无明显差异，而使用肠内营养者组胺受体拮抗剂未能再降低 UGIB 的发生率，反而增加了肺炎的发生率，增加了病死率。但以上研究中，使用肠内营养的研究仅三项，共 262 例，而且纳入的研究均为 1994 年前的研究。为弥补 2010 年的研究缺陷，2018 年杜斌教授团队[29]再次以 RCT 研究和肠内营养等为条件，共纳入 7 项研究（889 例），其中 2016 年至 2017 年完成的研究共 4 项，结果发现使用肠内营养的重症患者应激性溃疡的药物预防与安慰剂组或对照组比较，UGIB 发生率和病死率无显著差异，然而医院获得性肺炎药物预防组明显增加（RR = 1.53；95% CI，1.04 ~ 2.27；p = 0.03），再一次证实了 2010 年的研究结果。

参考文献

[1] Buendgens L, TackeF. Do we still need pharmacological stress ulcer prophylaxis at the ICU [J]. J Thorac Dis, 2017, 9 (11): 4201 –4204.

[2] Bardou M, Quenot JP, Barkun A. Stress-related mucosal disease in the critically ill patient [J]. Nat Rev Gastroenterol Hepatol, 2015, 12 (2): 98 – 107.

[3] Selvanderan SP, Summers MJ, Finnis ME, et al. Pantoprazole or Placebo for Stress Ulcer Prophylaxis (POP-UP): Randomized Double-Blind Exploratory Study [J]. Crit Care Med, 2016, 44 (10): 1842 –50.

[4] Alhazzani W, Guyatt G, Alshahrani M, et al. Canadian Critical Care Trials Group. Withholding Pantoprazole for Stress Ulcer Prophylaxis in Critically Ill Patients: A Pilot Randomized Clinical Trial and Meta- Analysis [J]. Crit Care Med, 2017, 45 (7): 1121 –1129.

[5] Krag M, Marker S, Perner A, et al. SUP-ICU trial group. Pantoprazolein Patients at Risk for Gastrointestinal Bleeding in the ICU [J]. N Engl J Med, 2018, 379 (23): 2199 –2208.

[6] Cook DJ, Fuller HD, Guyatt GH, et al. Risk factors for gastrointestinal bleeding in critically ill patients [J]. N Engl J Med, 1994, 330 (6): 377 –81.

[7] Krag M, Perner A, Wetterslev J, Wise MP, Borthwick M, Bendel S, McArthur C, Cook D, Nielsen N, Pelosi P, Keus

F, Guttormsen AB, Moller AD, Møller MH; SUP-ICU co-authors. Prevalence and outcome of gastrointestinal bleeding and use of acid suppressants in acutely ill adult intensive care patients [J]. Intensive Care Med. 2015 May; 41 (5): 833 -45.

[8] Ali T, Harty RF. Stress-induced ulcer bleeding in critically ill patients [J]. Gastroenterol Clin North Am, 2009, 38 (2): 245 -65.

[9] Buendgens L, Koch A, Tacke F. Prevention of stress-related ulcer bleeding at the intensive care unit: Risks and benefits of stress ulcer prophylaxis [J]. World J Crit Care Med, 2016, 5 (1): 57 -64.

[10] Barletta JF, Mangram AJ, Sucher JF, et al. Stress Ulcer Prophylaxis in Neurocritical Care [J]. Neurocrit Care, 2018, 29 (3): 344 -357.

[11] Howell MD, Novack V, Grgurich P, et al. Iatrogenic gastric acid suppression and the risk of nosocomial Clostridium difficile infection [J]. Arch Intern Med, 2010, 170 (9): 784 -90.

[12] Alquraini M, Alshamsi F, Møller MH, et al. Sucralfate versus histamine 2 receptor antagonists for stress ulcer prophylaxis in adult critically ill patients: A meta-analysis and trial sequential analysis of randomized trials [J]. J Crit Care, 2017, 40: 21 -30.

[13] MacLaren R, Reynolds PM, Allen RR. Histamine-2 receptor antagonists vs proton pump inhibitors on gastrointestinal tract hemorrhage and infectious complications in the intensive

care unit [J]. JAMA Intern Med, 2014, 174 (4): 564 - 74.

[14] Herzig SJ, Howell MD, Ngo LH, et al. Acid-suppressive medication use and the risk for hospital-acquired pneumonia [J]. JAMA, 2009, 301 (20): 2120 - 8.

[15] Arai N, Nakamizo T, Ihara H, et al. Histamine H2-Blocker and Proton Pump Inhibitor Use and the Risk of Pneumonia in Acute Stroke: A Retrospective Analysis on Susceptible Patients [J]. PLoS One, 2017, 12 (1): e0169300.

[16] Herzig SJ, Doughty C, Lahoti S, et al. Acid-suppressive medication use in acute stroke and hospital-acquired pneumonia [J]. Ann Neurol, 2014, 76 (5): 712 - 8.

[17] Madsen KR, Lorentzen K, Clausen N, et al. Guideline for stress ulcer prophylaxis in the intensive care unit [J]. Dan Med J, 2014, 61 (3): C4811.

[18] Rhodes A, Evans LE, Alhazzani W, et al. Surviving Sepsis Campaign: International Guidelines for Management of Sepsis and Septic Shock: 2016 [J]. Intensive Care Med, 2017, 43 (3): 304 - 377.

[19] Rumalla K, Mittal MK. Gastrointestinal Bleeding in Acute Ischemic Stroke: A Population-Based Analysis of Hospitalizations in the United States [J]. J Stroke Cerebrovasc Dis, 2016, 25 (7): 1728 - 1735.

[20] Ji R, Shen H, Pan Y, et al. Risk score to predict gastrointestinal bleeding after acute ischemic stroke [J]. BMC Gastroenterol, 2014, 14: 130.

[21] Ogata T, Kamouchi M, Matsuo R, et al. Gastroin-

testinal bleeding in acute ischemic stroke: recent trends from the fukuoka stroke registry [J]. Cerebrovasc Dis Extra, 2014, 4 (2): 156 – 64.

[22] O'Donnell MJ, Kapral MK, Fang J, et al. Gastrointestinal bleeding after acute ischemic stroke [J]. Neurology, 2008, 71 (9): 650 – 5.

[23] Parekh PJ, Oldfield EC 4th, Johnson DA. Current Strategies to Reduce Gastrointestinal Bleeding Risk Associated with Antiplatelet Agents [J]. Drugs, 2015, 75 (14): 1613 – 25.

[24] Koskinas KC, Räber L, Zanchin T, et al. Clinical impact of gastrointestinal bleeding in patients undergoing percutaneous coronary interventions [J]. Circ Cardiovasc Interv, 2015, 8 (5): e002053. doi: 10.1161/CIRCINTERVENTIONS.114.002053.

[25] Abraham NS, Hlatky MA, Antman EM, et al. ACCF/ACG/AHA 2010 expert consensus document on the concomitant use of proton pump inhibitors and thienopyridines: a focused update of the ACCF/ACG/AHA 2008 expert consensus document on reducing the gastrointestinal risks of antiplatelet therapy and NSAID use. A Report of the American College of Cardiology Foundation Task Force on Expert Consensus Documents [J]. J Am Coll Cardiol, 2010, 56 (24): 2051 – 66.

[26] Wei J, Jiang R, Li L, et al. Stress-related upper gastrointestinal bleeding in adult neurocritical care patients: a Chinese multicenter, retrospective study [J]. Curr Med Res Opin, 2018, 30: 1 – 7.

［27］Reintam Blaser A, Starkopf J, Alhazzani W, et al. ESICM Working Group on Gastrointestinal Function. Early enteral nutrition in critically ill patients: ESICM clinical practice guidelines ［J］. Intensive Care Med, 2017, 43 （3）: 380 – 398.

［28］Marik PE, Vasu T, Hirani A, et al. Stress ulcer prophylaxis in the new millennium: a systematic review and meta-analysis ［J］. Crit Care Med, 2010, 38 （11）: 2222 – 8.

［29］Huang HB, Jiang W, Wang CY, et al. Stress ulcer prophylaxis in intensive care unit patients receiving enteral nutrition: a systematic review and Buendgens meta-analysis ［J］. Crit Care, 2018, 22 （1）: 20.

［30］ http: //med. stanford. edu/bugsanddrugs/guidebook/ _ jcr_ content/main/panel_ builder_ 1454513702/panel_ 0/ download_ 755553060/file. res/stress_ ulcer_ prophylaxis_ guidelines. pdf

［31］Ye ZK, Liu Y, Cui XL, et al. Critical Appraisal of the Quality of Clinical Practice Guidelines for Stress Ulcer Prophylaxis ［J］. PLoS One, 2016, 11 （5）: e0155020.

［32］柏愚, 李延青, 任旭, 等. 应激性溃疡专家防治建议（2018 版）［J］. 中华医学杂志, 2018, 98 （42）: 3392 – 3395.

十二、重症脑卒中的营养支持

吞咽困难是脑卒中的常见临床问题，累及50%以上的患者。吞咽困难会导致营养不良、感染风险增加、住院时间延长、延迟康复以及增加病死率。重症脑卒中导致的意识水平和认知功能下降又进一步增加营养不良和脱水的风险。研究表明，入院时营养不良或存在营养不良风险都和不良预后以及高病死率密切相关。另外，卒中发生后1周内患者的营养状态还会进一步恶化。数十年来，营养支持治疗得到国际和国内越来越多的重视，也日益成为危重症患者治疗的重要组成部分。为了规范重症脑卒中患者的营养治疗、减少并发症、缩短住院时间、改善功能预后、降低病死率，特制定重症脑卒中营养治疗指导规范，以供临床医生参考。

（一）吞咽功能评估和营养风险筛查

1. 指导规范

（1）重症脑卒中患者入院后应尽快进行营养风险和吞咽功能评估，营养风险的筛查量表可选用NRS2002和NU-TRIC量表等。

（2）有吞咽障碍或意识水平下降的患者应尽早留置鼻胃管。

2. 证据和指南

吞咽困难累及 50% 以上的缺血性或出血性卒中患者。卒中急性期，吞咽困难最重要的并发症是吸入性肺炎，使吸入性肺炎的发生率增加 2 倍以上。而肺炎又进一步增加病死率，延长住院时间以及影响出院时的残疾程度。多项研究表明，规范的吞咽功能筛查和评估可以降低肺炎的发生率。一项纳入 63 650 例卒中患者的前瞻性注册队列研究证实，延迟的吞咽功能筛查和评估会导致卒中相关肺炎的发生率增加，且存在明显的时间相关性[1]。因此，应该尽早进行吞咽功能评估。

与正常营养状态相比，营养不良与不良预后、病死率增加、住院时间延长以及住院花费增加有关。在 FOOD 研究中 3 012 例新发卒中患者营养状态和病死率之间的关系分析，发现营养不良组和正常营养状态组 6 个月的病死率分别为 37% 和 20%[2]。

营养风险指现存的或潜在的与营养因素相关的可导致患者出现不利临床结局的风险，包括基线营养状态的评估以及疾病严重程度评估。两项前瞻性非随机研究[3, 4]证实：高营养风险患者与低营养风险患者相比，高营养风险患者更可能从早期肠内营养中获益。所有患者在入院 48 小时内均应进行营养风险评估。多种筛查和评估工具可用于营养状态评估，包括 Mini Nutritional Assessment（MNA）、Malnutrition Universal Screening Tool（MUST）、Short Nutritional Assessment Questionnaire（SNAQ）、Malnutrition Screening Tool（MST）以及 Subjective Global Assessment（SGA）[5]等。

2018 年 ESPEN 神经系统疾病营养支持指南推荐使用 MUST 量表进行营养风险评估[6]。有研究纳入 543 例急性卒中患者使用 MUST 量表进行营养风险评估，发现低风险和高风险患者 6 个月病死率分别为 6% 和 42%，提示 MUST 量表可以用于卒中患者以发现哪些患者更能获益于营养支持[7]。但只有 NRS 2002（见表 14）和 NUTRIC 评分（见表 15、表 16）既包含营养状态又包含疾病严重程度[8]，因此更合适 ICU 使用。

表 14　NRS 2002 评分系统

营养状态受损评分	营养状态	疾病严重程度评分	相应疾病患者的营养需求
无（0 分）	正常营养状态	无（0 分）	正常营养需要量
轻度（1 分）	3 个月内体重丢失 >5%，或食物摄入比正常需要量低25% ~50%	轻度（1 分）	髋关节骨折、慢性疾病（肝硬化*、慢性阻塞性肺疾病*、糖尿病、一般肿瘤患者）发生急性并发症及血液透析患者，不需卧床，蛋白质需要量略有增加，但可通过口服和补充满足
中度（2 分）	一般情况差，或2个月内体重丢失>5%，或食物摄入比正常需要量低 50% ~75%	中度（2 分）	腹部大手术*、脑卒中*、重度肺炎、血液系统恶性肿瘤患者，需要卧床，蛋白质需要量增加，但多数通过人工喂养得到满足

170

续表

营养状态受损评分	营养状态	疾病严重程度评分	相应疾病患者的营养需求
重度 (3分)	BMI < 18.5 且一般情况差，或1个月内体重丢失 > 5%（或3个月内体重丢失 > 15%），或前1周食物摄入比正常需要量低75% ~ 100%	重度 (3分)	颅脑损伤*、骨髓移植、APACHE > 10、重症监护病房靠机械通气支持患者，蛋白质需要量增加，不能通过人工喂养满足（但通过人工喂养，蛋白质分解和氮丢失明显减少）

注：*表示经过循证医学验证，年龄≥70岁者加1分。

营养状态受损评分、疾病严重程度评分和年龄评分相加 = 总分。总分≥3分，提示患者存在营养风险，应立即开始营养支持；总分 < 3分，应每周用此法复查其营养风险。

表15 NUTRIC评分量表

参数	范围	得分
年龄	< 50	0
	50≤75	1
	≥75	2
APACH Ⅱ评分	< 15	0
	15≤20	1
	20 ~ 28	2
	≥28	3
SOFA评分	< 6	0
	6≤10	1
	≥10	2

续表

参数	范围	得分
共病数量	0 ~ 1	0
	≥2	1
ICU 前住院时间	0≤1	0
	≥1	1
IL-6	0≤400	0
	≥400	1

表 16　Nutric 评分的危险分层

总分	分类	注释
有 IL-6		
6 ~ 10	高风险	良预后（病死率、机械通气）有关更可能获益于积极的营养治疗
0 ~ 5	低风险	低营养不良风险
无 IL-6		
5 ~ 9		良预后（病死率、机械通气）有关更可能获益于积极的营养治疗
0 ~ 4		低营养不良风险

　　8.5% ~29% 的卒中患者急性期需要管饲，但是哪些卒中患者可以通过肠内营养改善预后尚不明确。FOOD-2 研究[6]纳入 859 例卒中患者比较早期（7 天内）和晚期（7 天后）肠内营养，发现早期管饲可以降低 5.8% 的病死率，但是两者无统计学差异。因为卒中严重程度以及梗死部位的原因存在持续吞咽困难（7 天以上）的患者具有营养风险，可以获益于肠内营养。在这些情况下，肠内营养

应早期给予，因为获得性营养不良是卒中不良预后的影响因素。而需要机械通气、伴有意识水平下降的重症卒中患者是可以获益于早期（3 天内）肠内营养的。虽然支持该推荐意见的研究并非专门针对卒中患者，但是研究结论外延至卒中患者是合理的。

（二）营养支持的时机和途径

1. 指导规范

需要进行营养支持的患者应早期（24 至 48 小时内）优先选择肠内营养。

2. 证据和指南

肠内营养可以维持胃肠道功能的完整性，包括：维持上皮内细胞的紧密连接、刺激血流，以及诱导内源性营养物质的释放（如缩胆囊素、胃泌素、蛙皮素和胆汁酸盐）。肠内营养还可以维持胃肠道结构的完整性，包括保持黏膜的高度以及维持产分泌性 IgA 的免疫细胞的数量（B 细胞和浆细胞），上述细胞构成了胃肠道相关淋巴组织（GALT），从而反作用于远隔部位的黏膜相关淋巴组织，如肺、肝和肾。

功能完整性的丧失而导致的肠道通透性增高带来的副反应是时间依赖性的（严重损害或创伤后数小时内通道开放）。通透性改变的后果包括：细菌移位、全身感染及多器官功能障碍的风险增加。随着疾病严重程度恶化，胃肠道通透性增加，而肠内营养则可能在感染、器官功能障碍以及住院时长方面发挥作用。

有 3 项比较早期和晚期肠内营养的 meta 分析。第 1 项显示 48 小时内与 48 小时后开始肠内营养相比，病死率有下降趋势[9]。第 2 项 meta 分析显示入 ICU 后 36 小时内开始肠内营养可以显著降低感染并发症和住院时间[10]。第 3 项 meta 分析则显示入 ICU 后 24 小时内开始肠内营养可以显著降低肺炎和病死率，但是不影响多器官功能障碍的发生率[11]。

对绝大多数危重患者而言，肠内营养比肠外营养更实用也更安全。大量针对危重患者的 RCT 研究证实肠内营养比肠外营养更具优势，包括：外伤、烧伤、颅脑损伤、重大手术以及急性胰腺炎。少数研究表明病死率存在差异，但绝大多数研究结果都表明肠内营养可以降低感染并发症（肺炎和中线部位感染，以及特殊情况下外伤患者的腹腔脓肿）以及 ICU 住院时间。6 项比较肠内营养和肠外营养的 Meta 分析结果显示肠内营养可以显著降低感染并发症[9, 12-16]。虽然 Simpson 和 Doig 的 Meta 分析结果显示肠外营养与肠内营养相比感染风险显著增加但病死率显著下降[16]，但其余 5 项 Meta 分析结果均显示病死率无差异。

（三）营养治疗的目标

1. 指导规范
不论补充热量是否达标，均应关注患者蛋白质的补充，建议每日补充蛋白质的总量应达到 1.2~2.0g/kg（实际体重）；BMI 在 30~40 者，建议补充 2.0g/kg（理想体重）；BMI >40 者，应达到 2.5g/kg（理想体重）。

2. 证据和指南
近来多项 RCT 研究和 Meta 分析均未能证实等热卡营

养治疗方案比低热卡方案更能改善预后。而越来越多的证据表明，蛋白质才是营养治疗的真正关键。Weijs 等[17]研究了 886 例内/外科 ICU 患者，研究发现蛋白质和热卡都达标患者的 28 天病死率下降 50%，但单纯热卡达标的患者病死率没有下降。另一项内/外科 ICU 前瞻性观察性研究[18]显示蛋白质补充量的梯度升高与 28 天病死率下降显著相关（0.79g/kg，病死率 27%；1.06g/kg，病死率 24%；1.46g/kg，病死率 16%）。Nicolo 等分析了 2 824 例 ICU 住院时间 ≥4 天的患者，证实蛋白补充达到目标量 80% 或以上可以显著降低病死率和生存出院的时间[19]。但是，具体的蛋白补充量尚难以确定，目前大多数医师按 1.2~2.0g/kg/d 来补充蛋白质[8]。

对肥胖患者而言，适当减轻体重可以改善胰岛素敏感性、利于护理以及降低并发症的发生率。Choban 等一项回顾性研究表明当 BMI >40 时，每天 2.0g/kg 理想体重的蛋白补充不足以实现正氮平衡[20]。每天 2~2.5g/kg 理想体重的蛋白补充可以满足蛋白需求、维持氮质平衡以及促进伤口恢复。

（四）经皮内镜下胃造瘘的时机

1. 指导规范

经皮内镜下胃造瘘（Percutaneous Endoscopic Gastrostomy，PEG）的时机：如果预计需要肠内营养的时间超过 28 天，可在 14 天后病情稳定时择期行 PEG，如基底动脉主干闭塞的患者。

2. 证据和指南

PEG 喂养是在内镜下经腹壁穿刺胃腔，置入导丝，应用导丝引导胃造口管经口腔、食管进入胃腔的微创造口手术。由于该手术具有操作简便、并发症少和耐受性好等优势，在欧美国家是需要长期管饲喂养患者的首选方式。急性卒中患者不能经口摄入足够的营养和液体是 NGT（Naso-gastric Tube，NGT）和 PEG 喂养的适应证，而如果卒中患者不能经口吞咽足量的食物和液体长达 4 周以及存在长期营养不良高风险则是进一步选择 PEG 喂养的指征。

在 PEG 与 NGT 喂养的比较方面，Geeganage 等的一项 Cochrane 系统综述回顾了 5 项随机对照试验，结果显示 PEG 喂养比 NGT 喂养的胃肠出血和压疮并发症比例更少、提供的喂养效率更高和喂养的失败率更低[21]；Norton 等的研究中纳入了 30 例卒中患者，PEG 喂养组的 16 例患者在 6 周之后营养状态更好、病死率更低以及住院时间更短[22]；另一项研究也显示在卒中患者恢复过程中，PEG 喂养能够显著地改善营养状态和降低病死率[23]。但是，FOOD 研究将纳入的 321 例吞咽障碍的卒中患者分为 PEG 喂养组和 NGT 喂养组，结果发现两组患者在 6 个月后的死亡终点事件上没有差异。而且，与早期 PEG 喂养的患者相比，NGT 喂养的患者在 6 个月后的混合终点事件"死亡和/或功能障碍状态"发生率更低。此外，PEG 组的压疮例数更多[24, 25]。另外一篇回顾了 11 项随机对照试验的 Cochrane 系统综述比较了吞咽障碍患者 PEG 喂养与 NGT 喂养，两组之间在病死率、体重变化和肺炎发生等方面并无统计学差异，不过这篇系统综述里只有 4 项试验纳入的是卒中患者。除此之外，PEG 喂养还存在 PEG 术后造口部位感染、肉芽组织增生以及其他并发症的问题[26]。考虑到 PEG 的有创性、并发症以及一定比例的患者吞咽障碍会在短期内缓解，多数指南推荐卒中后吞咽障碍患者入院早期应选择 NGT 喂养。在英国皇家医师学院发布的卒中患者营养支持指南推荐，由于 NGT 喂养存在脱管风险以及长期保持 NGT 位置正确较为困难，不考虑用于长期管饲喂养。因此，对于管饲喂养需求超过 4 周的卒中患者，PEG 喂养比 NGT 喂养更被认可[27]。

还有一些研究报道了特殊情况的卒中后吞咽障碍患者的管饲喂养。Kostadima 等随机纳入了 41 例机械通气的卒中或颅脑外伤患者，结果显示早期（入院 24 小时之内）通过 PEG 喂养优于 NGT 喂养，PEG 喂养的患者呼吸机相关肺炎发生率更低，但在患者的住院时间和病死率上，两种喂养方式之间没有显著差异[28]。因此，提出了机械通气的卒中患者在入院 24 小时之内可以开始 PEG 喂养，这能够降低呼吸机相关肺炎的发生率。美国神经重症监护协会联合德国神经重症监护和急诊医学协会对大面积脑梗死的患者提出的建议是，NIHSS 评分高并且检查存在持续吞咽障碍的患者应该在 ICU 住院的 1～3 周考虑 PEG 喂养[29]。持续植物状态患者是需要长期管饲喂养的人群，Wu 等对 97 例卒中后持续植物状态的患者进行的一项前瞻性研究显示，55 例 PEG 喂养的患者中位生存时间为 17.6 月，而未行 PEG 喂养的 42 例患者中位生存时间仅为 8.2 月。另外，这项研究的结果还提示 PEG 喂养能够显著改善患者的营养状态以及减少肺部感染的发生率[30]。因此，作者提出 PEG 喂养可以显著改善卒中后持续植物状态患者的长期预后。

有关营养支持本规范未涉及部分可参考《神经系统疾病肠内营养支持操作规范共识》[31]。

参考文献

[1] Bray BD, Smith CJ, Cloud GC, et al. The association between delays in screening for and assessing dysphagia after acute stroke, and the risk of stroke-associated pneumonia [J]. J Neurol Neurosurg Psy, 2017, 88 (1): 25 - 30.

[2] FOOD Trial Collaboration. Poor nutritional status on admission predicts poor outcomes after stroke observational data from the food trial [J]. Stroke, 2003, 34 (6): 1450 - 5.

[3] Heyland DK, Dhaliwal R, Jiang X, et al. Identifying critically ill patients who benefit the most from nutrition therapy: the development and initial validation of a novel risk assessment tool [J]. Crit Care, 2011, 15 (6): R268.

[4] Jie B, Jiang ZM, Nolan MT, et al. Impact of preoperative nutritional support on clinical outcome in abdominal surgical patients at nutritional risk [J]. Nutrition, 2012, 28 (10): 1022 - 1027.

[5] Anthony PS. Nutrition screening tools for hospitalized patients [J]. Nutr Clin Pract, 2008, 23 (4): 373 - 382.

[6] Burgos R, Bretón I, Cereda E, et al. ESPEN guideline clinical nutrition in neurology [J]. Clinical Nutrition, 2018, 37: 354 - 396.

[7] Gomes F, Emery PW, Weekes CE. Risk of malnutri-

tion is an independent predictor of mortality, length of hospital stay, and hospitalization costs in stroke patients [J]. J Stroke Cerebrovasc Dis, 2016, 25 (4): 799 – 806.

[8] McClave SA, Taylor BE, Martindale RG, et al. Guidelines for the Provision and Assessment of Nutrition Support Therapy in the Adult Critically Ill Patient: Society of Critical Care Medicine (SCCM) and American Society for Parenteral and Enteral Nutrition (A. S. P. E. N.) [J]. JPEN, 2016, 40: 159 – 211.

[9] Heyland DK, Dhaliwal R, Drover JW, et al. Canadian Critical Care Clinical Practice Guidelines Committee. Canadian clinical practice guidelines for nutrition support in mechanically ventilated, critically ill adult patients [J]. JPEN, 2003, 27 (5): 355 – 373.

[10] Marik PE, Zaloga GP. Early enteral nutrition in acutely ill patients: a systematic review [J]. Crit Care Med, 2001, 29 (12): 2264 – 2270.

[11] Doig GS, Heighes PT, Simpson F, et al. Early enteral nutrition, provided within 24 h of injury or intensive care unit admission, significantly reduces mortality in critically ill patients: a meta-analysis of randomized controlled trials [J]. Intensive Care Med, 2009, 35 (12): 2018 – 2027.

[12] Braunschweig CL, Levy P, Sheean PM, et al. Enteral compared with parenteral nutrition: a meta-analysis [J]. Am J Clin Nutr, 2001, 74 (4): 534 – 542.

[13] Gramlich L, Kichian K, Pinilla J, et al. Does en-

teral nutrition comparedto parenteral nutrition result in better outcomes in critically ill adult patients? A systematic review of the literature [J]. Nutrition, 2004, 20 (10): 843 - 848.

[14] Peter JV, Moran JL, Phillips-Hughes J. A meta-analysis of treatment outcomes of early enteral versus early parenteral nutrition in hospitalized patients [J]. Crit Care Med, 2005, 33 (1): 213 - 220.

[15] Moore FA, Feliciano DV, Andrassy RJ, et al. Early enteral feeding, compared with parenteral, reduces postoperative septic complications: the results of a meta-analysis [J]. Ann Surg, 1992, 216 (2): 172 - 183.

[16] Simpson F, Doig GS. Parenteral vs enteral nutrition in the critically ill patient: a meta-analysis of trials using the intention to treat principle [J]. Intensive Care Med, 2005, 31 (1): 12 - 23.

[17] Weijs PJ, Sauerwein HP, Kondrup J. Protein recommendations in the ICU: G protein/kg body weight—which body weight for underweight and obese patients [J]. Clin Nutr, 2012, 31 (5): 774 - 775.

[18] Allingstrup MJ, Esmailzadeh N, Wilkens Knudsen A, et al. Provision ofprotein and energy in relation to measured requirements in intensive care patients [J]. Clin Nutr, 2012, 31 (4): 462 - 468.

[19] Nicolo M, Heyland DK, Chittams J, et al. Clinical Outcomes Related to Protein Delivery in a Critically Ill Population: A Multicenter, Multinational Observation Study [J].

JPEN, 2016, 40: 45 - 51.

[20] Choban PS, Burge JC, Scales D, et al. Hypoenergetic nutrition support in hospitalized obese patients: a simplified method for clinical application [J]. Am J Clin Nutr, 1997, 66 (3): 546 - 550.

[21] Geeganage C, Beavan J, Ellender S, et al. Interventions for dysphagia and nutritional support in acute and subacute stroke [J]. Cochrane Database Syst Rev, 2012, 10: CD000323.

[22] Norton B, Homer-Ward M, Donnelly MT, et al. A randomized prospective comparison of percutaneous endoscopic gastrostomy and nasogastric tube feeding after acute dysphagic stroke [J]. BMJ, 1996, 312 (7022): 13 - 16.

[23] Hamidon BB, Abdullah SA, Zawawi MF, et al. A prospective comparison of percutaneous endoscopic gastrostomy and nasogastric tube feeding in patients with acute dysphagic stroke [J]. Med J Malaysia, 2006, 61 (1): 59 - 66.

[24] Dennis MS, Lewis SC, Warlow C, et al. Effect of timing and method of enteral tube feeding for dysphagic stroke patients (FOOD): a multi- center randomized controlled trial [J]. Lancet, 2005, 365 (9461): 764 - 772.

[25] Dennis M, Lewis S, Cranswick G, et al. FOOD: a multi-center randomized trial evaluating feeding policies in patients admitted to hospital with a recent stroke [J]. Health Technology Assessment, 2006, 10 (2): iii - iv, ix - x, 1 - 120.

[26] Ojo O, Brooke J. The Use of Enteral Nutrition in

the Management of Stroke [J]. Nutrients, 2016, 8: 827.

[27] Gomes F, Hookway C, Weekes CE. Royal College of Physicians Intercollegiate Stroke Working Party evidence-based guidelines for the nutritional support of patients who have had a stroke [J]. J Hum Nutr Diet, 2014, 27 (2): 107 – 121.

[28] Kostadima E, Kaditis AG, Alexopoulos EI, et al. Early gastrostomy reduces the rate of ventilator-associated pneumonia in stroke or head injury patients [J]. Eur Respir J, 2005, 26 (1): 106 – 111.

[29] Torbey MT, Bösel J, Rhoney DH, et al. Evidence-Based Guidelines for the Management of Large Hemispheric Infarction [J]. Neurocrit Care, 2015, 22 (1): 146 – 164.

[30] Wu K, Chen Y, Yan C, et al. Effects of percutaneous endoscopic gastrostomy on survival of patients in a persistent vegetative state after stroke [J]. J Clin Nurs, 2017, 26 (19 – 20): 3232 – 3238.

[31] 中华医学会肠内肠外营养学分会神经疾病营养支持学组. 神经系统疾病营养支持操作规划共识 (2011) [J]. 中华神经科杂志, 2011, 44 (11): 787 – 791.

十三、医院获得性肺炎的预防

医院获得性感染（Hospital Acquired Infection, HAI）是指患者在入院 48 小时后获得，或在住院期间获得、出院后发生的感染[1]。医院获得性肺炎（Hospital Acquired Pneumonia, HAP）指患者住院期间没有接受有创机械通气，未处于病原体感染的潜伏期，且入院 48 小时后，在医院内新发生的肺炎；早发性 HAP 是指在住院后 4 天内发生，迟发性 HAP 是指在住院 5 天后发生。呼吸机相关性肺炎（Ventilator Associated Pneumonia, VAP）：指建立人工气道的患者，在机械通气治疗 48 小时后新发的肺炎，以及在机械通气撤机后 48 小时内新发的肺炎[2]。HAI 中，下呼吸道感染的发生率为 1.8% ~ 2.0%，VAP 的发病率为 9.7% ~ 48.4%，或（1.3 ~ 28.9）例/1000 机械通气日，全因病死率为 21.2% ~ 43.2%[3]。神经系统疾病患者 HAP 的发生率为 11.7% ~ 30.9%，病死率为 10.4% ~ 35.3%。NCU 中的患者，HAI 发生率较高，且易出现耐药菌株，给疾病治疗带来巨大压力。神经内科 NCU 的 HAI 发病率为 31.3%，显著高于医院 HAI 的平均发生率；感染部位以下呼吸道感染最常见（占 68.6%），其次为泌尿系统感染，占 21.8%[4]。神经外科患者具有手术创伤大、有创操作多、意识障碍及长期卧床等特点，HAI 发病率也很高；据报道，我国神经外科患者的 HAI 发生率为 6.0% ~ 11.9%，神经外科 NCU 患者的 HAI 发生率为 18.5% ~ 20.6%[5]。一项荟萃分析对 38 834 例神经外科住院患者的 HAI 分析显示：呼吸道感染占 54.0%，泌尿系统感染占 14.0%，手术部位感染为 13.2%，血流感染为 2.8%[6]。降低神经重症患者 HAP 的发生率，是降低患者在院病死率，提高治疗成功率的关键；充分认识 HAP 的易患因素（见表 17）和正确实施预防措施十分重要。

表 17   医院获得性肺炎的易患因素

分类	易患因素
自身性因素	高龄[22]； 长期卧床、肥胖、吸烟、酗酒等； 吞咽障碍、误吸； 基础疾病（慢性肺部疾病、糖尿病、恶性肿瘤、心功能不全等）； 免疫功能受损； 意识障碍、精神异常； 严重创伤； 电解质紊乱、营养不良和低蛋白血症[23]
医源性因素	NCU 停留时间、机械通气； 有创性操作； 应用提高胃液 pH 值的药物（H_2 受体拮抗剂或质子泵抑制剂）； 镇静、镇痛[24]及低温治疗； 大剂量糖皮质激素应用； 手术时间 > 4 小时、术中大量失血； 开放性创面、脑脊液漏； 留置各类导管及引流管、腰池引流管放置 > 72 小时； 平卧位； 交叉感染

（一）指导规范

所有重症脑卒中患者医院获得性肺炎的预防应做好以下措施：

1. 落实手卫生制度，同时做好患者的手卫生。

2. 口腔护理是简单、有效的干预措施。

3. 宜采取半卧位，保持床头抬高 30°。

4. 患者不能喂食时，应留置鼻胃管或鼻肠管给予鼻饲，防止误吸的发生。

5. 避免过度镇静和镇痛。

6. 减少不必要的组胺受体拮抗剂或质子泵抑制剂的使用。

7. 医院获得性肺炎/呼吸机相关性肺炎的集束化预防措施：胸部物理治疗、振动排痰、人工气道的优化管理、气管导管气囊和呼吸机外管路的管理。

8. 其他措施：积极治疗原发病，改善营养状况，增强机体免疫力；加强病房环境的管理，合理配备护理人员；保持水、电解质平衡，减少痰液黏稠的发生；诊疗器械严格消毒和灭菌，切实执行无菌操作制度。

（二）证据和指南

预防 HAP 的总体策略是：尽可能减少和控制各种 HAP 的相关易患因素，医疗工作均需严格遵循医院感染控制的相关原则和要求，加强医务人员 HAP 控制的知识教育，提高手卫生的依从性，保障医疗设备消毒灭菌质量，严格无菌操作，合理应用抗菌药物，减少肠内营养时不必要的预防性应用组胺受体拮抗剂或质子泵抑制剂等[7]。

手卫生在 HAP 防控中地位非常重要，医务人员手部清洁是减少 HAP 和防止交叉感染的最简便且有效措施，尤其是预防发生院内交叉感染。但临床医务人员对手卫生的执行力亟待提高，调查发现手卫生执行的依从性平均只有 38.7% 左右[8]，因此医务人员需要提高认识，严格执行手卫生制度，提高手卫生的执行率。患者的手卫生管理容易被医务人员忽视，研究发现患者的手卫生与耐万古霉素的肠球菌（Vancomycin Resistant Enterococcus，VRE）及耐甲氧西林金黄色葡萄球菌（Methicillin-resistant Staphylococcus Aureus，MRSA）感染具有显著相关性，加强患者的手卫生管控，可以使这两种细菌感染的发生率显著降低[9]。

口咽部细菌定植是 NCU 患者发生 HAP 的独立危险因素，建立人工气道的患者发生率更高；口腔护理是简单而有效的干预措施，有研究表明，应用 0.12% 氯己定液漱口腔可预防 HAP 发生[5]，口腔护理以间隔 6 小时一次效果最好。人工气道的建立（气管插管或气管切开）是发生 VAP 的高危因素，持续声门下分泌物吸引可降低 VAP 的发生率，且不增加患者的其他并发症和病死率。研究发现：呼吸机外管路 2 天更换 1 次与 7 天更换 1 次相比，2 天或 7 天更换 1 次与不更换呼吸机外管路相比，频繁更换呼吸机外管路的患者 VAP 发生风险更高[10]。因此，不宜频繁更换呼吸机外管道，但呼吸机外管路受到污染时仍需要及时更换。

不当体位是患者发生 HAP 的重要危险因素之一，神经重症患者选择合适体位不仅可防止胃内容物反流，还有利于降低颅内压。对无禁忌证的神经重症患者宜采取半卧位，保持床头抬高 30°，尤其在管饲喂养后[5]，以降低 HAP 的发生率。研究发现，与平卧位相比，半卧位（床头抬高 45°）可减少 VAP 的发生。对神经重症伴有低血压的患者不能过度抬高床头，以免发生脑供血不足，影响脑组织灌注；对于急性脑损伤或脑室引流的患者，应床头抬高 30°，而非 45°。床头抬高须建立明确的角度标识，保证操作的可行性与执行准确度。床头过度抬高，患者易发生压疮；也有研究认为保持床头抬高 15°～30° 为宜[11]。从预防压疮的角度，患者体位除病情或治疗需要外，长时间处于床头抬高 >30° 的体位应予避免[12]。

提倡合理的肠内营养，如果患者有明显的延髓麻痹、意识障碍，不能经口喂食，应留置鼻胃管（NGT）或鼻肠管（Nasal Jejunal Tube，NJT）给予鼻饲；管饲喂食时，应采用半卧位，这样能避免部分患者发生误吸。吞咽障碍患者早期首选 NGT，有反流或误吸高风险患者宜选择 NJT，并持续营养泵输注肠内营养液；NGT 深度多为常规深度加 7～10cm，可减少胃—食管反流和误吸的发生。NGT 留置简单方便，NJT 宜应用于误吸或胃—食管反流高风险的患者，对于重症颅脑损伤患者 NJT 喂养效率要优于 NGT，能更有效地降低 HAP 的发生率[13]。脑损伤患者胃潴留发生率高，当胃残留液 >250ml 时，可加用胃动力药物或暂停喂养 2 小时；如 24 小时未改善，可改幽门后喂养[14]。有研究认为，间断喂养和小残留量喂养可使 HAP/VAP 患者胃食管反流减少，HAP 发生风险减少，病死率降低[15]。

喂养时应用持续泵入营养液代替间歇注射的喂养方式，可减少胃残留和食物反流的发生，以减少误吸的风险。神经重症患者的肠内营养宜尽早开始，患者入院后肠内喂养开始时间 <24 小时者与 >24 小时者相比，病死率及 HAP 发生率均降低。

镇静和镇痛剂使用是 HAP 的另一危险因素。一项回顾性队列研究表明，ICU 患者静脉持续输注镇静和镇痛剂（>24h），可增加气管切开后患者发生 VAP 的风险；应减少不必要的或避免过深的镇静和镇痛治疗[16]；使用镇静和镇痛治疗时，必须根据镇静状态的评估结果随时调整镇静深度，对于深度镇静患者宜实施每日镇静中断[17]；但对于重症颅脑损伤并伴有颅高压者，因其处于应激急性期，宜给予较深镇静，以保护器官功能[17]。

临床常用的应激性溃疡预防药物有胃黏膜保护剂（如硫糖铝）、抑酸剂如组胺受体拮抗剂或质子泵抑制剂。胃黏膜保护剂对胃液 pH 值的影响不大，有利于抑制胃内细菌的生长，与抑酸剂相比可以降低 VAP 的风险，但预防应激性溃疡的作用较弱。使用抑酸剂可能增加胃肠道和气道内的细菌定植，对 VAP 患者的病死率并没有影响[3]。研究发现，与安慰剂比较，组胺受体拮抗剂或质子泵抑制剂均可增加 HAP 风险。因而，对于神经重症患者不应常规使用组胺受体拮抗剂或质子泵抑制剂预防应激性溃疡。一项 Meta 分析显示，预防性应用组胺受体拮抗剂的患者严重消化道出血发生率低于硫糖铝组预防组，但上消化道细菌定植风险和 VAP 发生率明显升高。因此，对存在消化道出血高危风险的患者，可谨慎预防性使用组胺受体拮抗剂或质子泵抑制剂[18]。

　　预防 HAP/VAP 的集束化措施是：预防误吸、减少细菌定植和合理使用有创通气等。具体措施有：胸部物理治疗[10]。常规胸部物理治疗包括：翻身、叩背、吸痰、体位引流、体外振动排痰等，是神经重症患者预防 HAP 的最基本措施。定时翻身、叩背能有效降低神经重症患者的肺部感染，是预防 HAP 重要、方便和有效的护理方法；神经重症患者需每 2～3 小时翻身拍背一次。雾化吸入可稀释痰液，防止痰栓阻塞；昏迷患者采用口咽通气管进行气道吸引，防止口腔分泌物误吸。神经重症患者在头部降低时颅内压会升高，故应谨慎选择体位和引流方式，避免颅内压升高，防止脑疝发生。振动排痰使支气管黏膜表面的黏附物松弛，更易于排出体外；颅内压增高的患者须慎重选择排痰机体外振动排痰治疗。排痰机体外振动排痰要优于手叩背排痰法，治疗前须严格评估患者的生命体征、胸片及有无癫痫、颅高压和下肢静脉血栓等。

　　人工气道的建立是发生 HAP/VAP 的常见危险因素。良好的气道湿化可降低 HAP/VAP 发生，湿化充分时昏迷患者的气道分泌物能得到有效引流；尤其是对于有创机械通气的患者，当吸入气体保持温度为 34℃～41℃、绝对湿度为 33～44mgH$_2$O/L（相对湿度为 100%）时，气道黏膜纤毛可正常运动，维持其正常防御功能。建立人工气道的患者，声门下与气管导管及气囊之间存有间隙时，细菌易沉积引起肺部感染；因此，声门下吸引能有效降低 HAP/VAP 的发生率，缩短患者在 ICU 滞留和机械通气时间。建立人工气道患者的气囊可封闭气道、保持有效潮气量和预防误吸，气囊必须充气到大小适宜，否则将会引起漏气或气道黏膜缺血、坏死，严重时导致气管狭窄甚至穿孔；建议维持气囊压力在 25～30cmH$_2$O；每间隔 6～8 小时测量气囊压，每次充气压力高出理想值 2cmH$_2$O 为宜[19]。气囊充气也可采用最小闭合容量技术，充气前须充分吸引口鼻腔分泌物，再补充气囊内不足的气体。气囊压力测定不推荐使用手触法检测，建议采用气囊压力表进行检测。呼吸机外管路频繁更换会增加 VAP 风险[20]，每 7 天更换 1 次比较合理；管路受到明显污染时应及时更换。

HAP 的发生对神经重症患者来说可能是致命性打击，从事神经重症工作的医务人员，务必要高度重视维持病房环境的整洁[21]、做好手卫生、合理使用抗菌药物、严格肠内营养患者管饲的管理和患者的气道及人工气道的管理；通过大家的不懈努力，可以做到降低 HAP 的发生率；让神经重症患者平稳渡过急性期，提高患者救治的成功率。护理工作在重症脑卒中的治疗体系中起着不可或缺的重要作用，良好的护理工作可减少患者相关并发症的发生，改善患者预后。

参考文献

［1］涂悦，杨小飒．神经重症监护病房医院感染的防控策略［J］．天津医药，2017，45（8）：795－798.

［2］Kalil AC, Metersky ML, Klompas M, et al. Management of adults with hospital-acquired and ventilator-associated pneumonia：2016 clinical practice guidelines by the infectious diseases society of america and the american thoracic society

［J］. Clin Infect Dis，2016，63（5）：575 - 582.

　　［3］中华医学会呼吸病学分会感染学组. 中国成人医院获得性肺炎与呼吸机相关性肺炎诊断和治疗指南（2018 年版）［J］. 中华结核和呼吸杂志，2018，41（4）：255 - 280.

　　［4］李燕华，李吕力，罗永坚，等. 神经内科重症监护病房医院感染病原菌分布及预防措施［J］. 中国老年学杂志，2013，33（11）：5698 - 5699.

　　［5］中华医学会神经外科学分会，中国神经外科重症管理协作组. 中国神经外科重症患者感染诊治专家共识（2017）［J］. 中华医学杂志，2017，97（21）：1607 - 1613.

　　［6］郑一，徐明，王谦，等. 神经外科患者医院获得性感染的发病与构成分析［J］. 北京医学，2008，30（5）：267 - 269.

　　［7］Reintam Blas er A，S tarkopf J，A lhazzani W，et al. Early enteral nutrition in critically ill patients：ESICM clinical practice guidelines［J］. Intensive Care Med，2017，43（3）：380 - 398.

　　［8］程莉莉，张秀月，王大南，等. 国内外手卫生行为及依从性差异比较研究［J］. 中华医院感染学杂志，2011，21（17）：3748 - 3750.

　　［9］Haverstick S，Goodrich C，Freeman R，et al. Patients' hand washing and reducing hospital-acquired infection［J］. Crit Care Nurse，2017，37（3）：e1 - e8.

　　［10］宿英英，黄旭升，潘速跃，等. 神经疾病并发医院获得性肺炎诊治共识［J］. 中华神经科杂志，2012，45（10）：752 - 756.

［11］Bevers MB，Kimberly WT. Critical care management of acute ischemic stroke［J］. Curr Treat Options Cardio Med，2017，19（6）：41.

［12］"卧床患者常见并发症规范化护理干预模式的构建"项目组，中华护理学会行政管理专业委员会. 卧床患者常见并发症护理专家共识［J］. 中国护理管理，2018，18（6）：740－747.

［13］刘芳，高岚，霍春暖，等. 神经重症疾病患者并发医院获得性肺炎的护理防控操作规范探讨［J］. 中国护理管理，2014，14（7）：748－751.

［14］孙仁华，江荣林，黄曼，等. 重症患者早期肠内营养临床实践专家共识［J］. 中华危重病急救医学，2018，30（8）：715－721.

［15］Wang D，Zheng SQ，Chen XC，et al. Comparisons between small intestinal and gastric feeding in severe traumatic brain injury：a systematic review and meta-analysis of randomized controlled trials［J］. J Neurosurg，2015，123（5）：1194－1201.

［16］中华医学会神经病学分会，中华医学会神经病学分会脑血管病学组. 中国重症脑血管病管理共识2015［J］. 中华神经科杂志，2016，49（3）：192－202.

［17］中华医学会重症医学分会. 中国成人ICU镇痛和镇静治疗指南［J］. 中华重症医学电子杂志，2018，4（2）：90－113.

［18］Alhazzani W，Alshamsi F，Belley-Cote E，et al. Efficacy and safety of stress ulcer prophylaxis in critically ill patients: a network meta- analysis of randomized trials ［J］. Intensive Care Med, 2018, 44 (1): 1 – 11.

［19］中华医学会呼吸病学分会呼吸治疗学组. 人工气道气囊的管理专家共识（草案）［J］. 中华结核和呼吸杂志, 2014, 37 (11): 816 – 819.

［20］Han J, Liu Y, et al. Effect of ventilator circuit changes on ventilator-associated pneumonia: a systematic review and meta-analysis ［J］. RespirCare, 2010, 55 (4): 467 – 474.

［21］Dancer SJ. Controlling hospital-acquired infection: focus on the role of the environment and new technologies for decontamination ［J］. Clin Microbiol Rev, 2014, 27 (4): 665 – 690.

［22］魏俊吉, 马小军, 周定标, 等. 应以预防为主, 规范诊治, 加强神经外科重症患者感染的管理［J］. 中华医学杂志, 2017, 97 (21): 1601.

［23］Güngen AC, Aydemir Y, Güngen BD, et al. Effects of aspiration pneumonia on the intensive care requirements and in-hospital mortality of hospitalised patients with acute cerebrovascular disease ［J］. Arch Med Sci, 2017, 13 (5): 1062 – 1068.

［24］O′Horo JC, Lan H, Thongprayoon C, et al. "Bundle" practices and ventilator-associated events: not enough ［J］. Infect Control Hosp Epidemiol, 2016, 37 (12): 1453 – 1457.

十四、重症脑卒中的早期康复治疗

由于专门针对重症脑卒中患者早期康复的研究极少，一些重症脑卒中如脑出血、蛛网膜下腔出血指南中对一般卒中患者推荐的康复原则同样适用于重症脑卒中患者[1,2]。这些脑卒中指南一致推荐卒中患者应该在专业的卒中单元中，在包含康复医学专家在内的多学科医疗团队的指导下进行早期康复治疗[3,4]。一些荟萃分析和系统评价都支持早期康复治疗有利于卒中患者的功能恢复，以及预防DVT、压疮、关节挛缩和肺炎等并发症[5,6]。来自重症医学方面的系统评价也支持早期康复治疗有利于改善重症患者的肌力、步行距离和生活质量，以及缩短机械通气时间[7]。

（一）早期康复治疗的团队和场所

1. 指导规范

应重视重症脑卒中患者的早期康复治疗。早期康复治疗应该在康复医师的指导下或根据预先制定的流程，在专业化的卒中单元或 NCU 中进行。

2. 证据和指南

康复医学专家在卒中团队中的作用在于进行全面的康复评估，并决策启动康复治疗的时机、强度和方案[3]。在NCU 医师对患者进行了体格检查、认知、语言功能等初始评估后，应该由康复医学专家对患者进行包括日常生活能力、日常使用工具能力、医疗信息、神经检查、标准残疾评估和心理筛查在内的标准康复评估[8]。

（二）启动早期康复治疗的时机和强度

1. 指导规范

病情稳定和生命体征平稳的患者，主动或被动运动应尽早启动。

2. 证据和指南

对于启动康复治疗的时机，早在 1986 年 Hayes 等就报道了卒中后 72 小时内启动康复治疗可在步态、住院时间方面获得良好结果[9]。2009 年一项纳入 71 名卒中患者的系统评价发现，早期运动组（平均启动时间 18.1 小时）与延迟运动组（平均启动时间 30.8 小时）在病死率和临床预后方面并无显著差异[10]，这可能与两组患者启动康复运动都比较早有关。一项开始于 2006 年的关于卒中患者极早期（24 小时内）运动康复的大型临床研究，近期完成了第三期研究报告。在 2015 年的第二期研究发现，极早期、高剂量的运动有可能会降低卒中后 3 个月的良好预后[11]。而在 2018 年的第三期临床研究发现，短时间、高频率的早期运动与卒中后 3 个月良好预后相关[12]。此外，启动康复治疗的时机还与卒中的严重程度和神经功能状态有关。总的来说，大多数的指南推荐卒中患者一旦病情稳定、生命体征平稳即可启动早期康复治疗。

对于康复治疗的强度，2013 年一项纳入 222 例卒中患者的前瞻性队列研究发现，住院康复治疗患者较居家/门诊康复治疗患者有更大的功能获益[13]。通过延长康复时间和增加康复强度可促进脑卒中患者更好的功能恢复，2011年一项纳入 20 项研究、2 686 例受试者的荟萃分析指出，卒中后 6 个月内每周康复时间超过 16 小时者可以获得更好的功能预后[14]。2013 年一项纳入 360 名患者的回顾性研究发现，每日康复治疗时间 > 3 小时的临床预后优于 < 3 小时的患者，但延长康复治疗时间至 > 3.5 小时者并未获得更佳的效果[15]。由于延长住院时间会增加医疗费用，因此住院康复不可能无限延长。研究表明早期出院回社区康复是经济的，病情稳定患者在家康复效果等同于传统门诊康复治疗[16]。2012 年的一项对幸存的轻中度卒中患者回顾性调查研究也发现，自 1990 年以来，卒中患者住院康复治疗时间显著缩短，但患者满意度没有降低，而且功能恢复时间反而缩短[17]。此外，卒中后多长时间内进行康复治疗有意义也是治疗强度相关的问题之一。2006 年一项纳入 222 例卒中患者的 RCT 研究表明，在卒中后 3 ~ 9 月内进行为期 2 周的抗阻力运动治疗（Constraint-Induced Movement Therapy，CIMT），研究组在一年和两年随访时上肢运动功能改善更为显著[18,19]。

（三）早期康复治疗的方式

1. 指导规范

对不能主动运动或肌肉功能障碍的高危患者，若条件允许，应行神经肌肉电刺激治疗。

2. 证据和指南

对于康复治疗的方案，几乎所有相关指南都推荐卒中患者进行主动运动作为早期康复治疗方案[4]，卒中幸存者的体格锻炼应以低至中等强度的有氧运动、加强肌力和减少静坐为主要内容[20]。但这些主动运动对于重症脑卒中患者几乎是无法实现的，因此被动运动成为康复治疗的关键，其中神经肌肉电刺激的研究最多。虽然2016年一项纳入40名卒中或脑外伤患者的RCT研究，其主要终点下肢伸膝肌力在电刺激组和对照组中并无差异，但更多的研究支持神经肌肉电刺激对于卒中患者有积极的康复作用。2014年一项纳入16个临床试验、638名卒中患者的系统综述指出，周期性电刺激对卒中患者肌力和活动性有中轻度的改善作用[21]。2015年一项纳入18个临床试验、485例卒中患者的荟萃分析指出，对卒中患者进行神经肌肉电刺激治疗，其评价终点肢体活动性研究组优于安慰剂组或无治疗组，优于单纯运动训练组，研究组亚组分析显示上肢效果优于下肢[22]。而来自重症医学的临床研究也表明，对于其他病因所致的重症患者，神经肌肉电刺激治疗患者出院后肌力改善更加明显[23]。但其他治疗方案如针灸和全身躯体感觉刺激等对卒中患者康复并无明确疗效[24,25]。

参考文献

[1] Hemphill JC 3rd, Greenberg SM, Anderson CS, et al. Guidelines for the Management of Spontaneous Intracerebral Hemorrhage: A Guideline for Healthcare Professionals From the American Heart Association/American Stroke Association [J]. Stroke, 2015, 46 (7): 2032-60.

[2] Cho WS, Kim JE, Park SQ, et al. Korean Clinical

Practice Guidelines for Aneurysmal Subarachnoid Hemorrhage [J]. J Korean Neurosurg Soc, 2018, 61 (2): 127 – 166.

[3] Winstein CJ, Stein J, Arena R, et al. Guidelines for Adult Stroke Rehabilitation and Recovery: A Guideline for Healthcare Professionals From the American Heart Association/ American Stroke Association [J]. Stroke, 2016, 47 (6): e98 – e169.

[4] Powers WJ, Rabinstein AA, Ackerson T, et al. 2018 Guidelines for the Early Management of Patients With Acute Ischemic Stroke: A Guideline for Healthcare Professionals From the American Heart Association / American Stroke Association [J]. Stroke, 2018, 49 (3): e46 – e110.

[5] Ottenbacher KJ, Jannell S. The results of clinical trials in stroke rehabilitation research [J]. Arch Neurol, 1993, 50 (1): 37 – 44.

[6] Cifu DX, Stewart DG. Factors affecting functional outcome after stroke: a critical review of rehabilitation interventions [J]. Arch Phys Med Rehabil, 1999, 80 (5 Suppl 1): S35 – 9.

[7] Arias-Fernández P, Romero-Martin M, Gómez-Salgado J, et al. Rehabilitation and early mobilization in the critical patient: systematic review [J]. J Phys Ther Sci, 2018, 30 (9): 1193 – 1201.

[8] Post-stroke rehabilitation: assessment, referral and patient management. Post-Strok Rehabilitation Guideline Panel. Agency for Health Care Policy and Research [J]. Am Fam

Physician, 1995, 52 (2): 461 – 70.

[9] Hayes SH, Carroll SR. Early intervention care in the acute stroke patient [J]. Arch Phys Med Rehabil, 1986, 67 (5): 319 – 21.

[10] Bernhardt J, Thuy MN, Collier JM, et al. Very early versus delayed mobilization after stroke [J]. Cochrane Database Syst Rev, 2009, (1): CD006187.

[11] AVERT Trial Collaboration group. Efficacy and safety of very early mobilization within 24 h of stroke onset (AVERT): a randomized controlled trial [J]. Lancet, 2015, 386 (9988): 46 – 55.

[12] Bernhardt J, Churilov L, Ellery F, et al. Prespecified dose-response analysis for A Very Early Rehabilitation Trial (AVERT) [J]. Neurology, 2016, 86 (23): 2138 – 45.

[13] Chan L, Sandel ME, Jette AM, et al. Does postacute care site matter? A longitudinal study assessing functional recovery after a stroke [J]. Arch Phys Med Rehabil, 2013, 94: 622 – 629.

[14] Veerbeek JM, Koolstra M, Ket JC, et al. Effects of augmented exercise therapy on outcome of gait and gait-related activities in the first 6 months after stroke: a meta-analysis [J]. Stroke, 2011, 42 (11): 3311 – 5.

[15] Wang H, Camicia M, Terdiman J, et al. Daily treatment time and functional gains of stroke patients during inpatient rehabilitation [J]. PMR, 2013, 5: 122 – 128.

[16] Outpatient Service Trialists. Therapy-based rehabili-

tation services for stroke patients at home [J]. Cochrane Database Syst Rev, 2003, (1): CD002925.

[17] Tistad M, Ytterberg C, Sjöstrand C, et al. Shorter length of stay in the stroke unit: comparison between the 1990s and 2000s [J]. Top Stroke Rehabil, 2012, 19: 172 – 181.

[18] Wolf SL, Winstein CJ, Miller JP, Taub E, Uswatte G, Morris D, Giuliani C, Light KE, Nichols-Larsen D; EXCITE Investigators. Effect of constraint-induced movement therapy on upper extremity function 3 to 9 months after stroke: the EXCITE randomized clinical trial [J]. JAMA. 2006 Nov 1; 296 (17): 2095 – 104.

[19] Wolf SL, Winstein CJ, Miller JP, et al. Retention of upper limb function in stroke survivors who have received constraint-induced movement therapy: the EXCITE randomized trial [J]. Lancet Neurol, 2008, 7 (1): 33 – 40.

[20] Billinger SA, Arena R, Bernhardt J, et al. Physical activity and exercise recommendations for stroke survivors: a statement for healthcare professionals from the American Heart Association/American Stroke Association [J]. Stroke, 2014, 45 (8): 2532 – 53.

[21] Nascimento LR, Michaelsen SM, Ada L, et al. Cyclical electrical stimulation increases strength and improves activity after stroke: a systematic review [J]. J Physiother, 2014, 60 (1): 22 – 30.

[22] Howlett OA, Lannin NA, Ada L, et al. Functional electrical stimulation improves activity after stroke: a systematic

review with meta-analysis ［J］. Arch Phys Med Rehabil, 2015, 96 (5): 934 –43.

［23］PatsakiI, Gerovasili V, Sidiras G, et al. Effect of neuromuscular stimulation and individualized rehabilitation on muscle strength in Intensive Care Unit survivors: A randomized trial ［J］. J Crit Care, 2017, 40: 76 –82.

［24］Zhuangl LX, Xu SF, D'Adamo CR, et al. An effectiveness study comparing acupuncture, physiotherapy, and their combination in poststroke rehabilitation: a multicentered, randomized, controlled clinical trial ［J］. Altern Ther Health Med, 2012, 18: 8 –14.

［25］van Nes IJ, Latour H, SchilsF, et al. Long-term effects of 6-week whole- body vibration on balance recovery and activities of daily living in the postacute phase of stroke: randomized, controlled trial ［J］. Stroke, 2006, 37 (9): 2331 –5.

第三部分

重症脑卒中的质量控制

十五、NCU 的建设要求

（一）指导规范

1. 高级卒中中心应建立封闭式 NCU，病房建设、医疗管理、设备配置、人员的床位比、人员的培训和资质应符合要求（可参照《神经重症监护病房建设中国专家共识》），建议的床位数≥8 张。

2. 防治卒中中心可采用开放式 NCU，需有 1~2 名符合资质的 NCU 医师，医疗管理和护士配备达到要求，设备配置达到基本要求（必备心肺复苏装备车、监护仪、呼吸机、床边脑电图和 TCD）。

（二）证据和指南

由于试验设计、伦理等客观因素，很难通过大规模多中心随机对照试验证实 NCU 在神经重症患者救治过程中所起的作用。

2011 年的一项系统分析纳入 12 项研究，其中 10 项研究为单中心前后对照研究，2 项研究为多中心对照研究，入选脑损伤患者共 24 520 例（包括：脑外伤、脑出血、蛛网膜下腔出血和缺血性卒中），尽管各研究间的异质性较大，但结果仍表明 NCU 可降低病死率（OR 0.78，95% CI 0.64~0.95，p=0.01），并改善预后（OR 1.29，95% CI

1. 11 ~ 1. 51，p = 0. 001）[1]。2018 年的一项回顾性研究[2]纳入 73 例需机械通气的大面积脑梗死患者，结果表明 NCU 治疗可降低气管切开率、缩短机械通气时间、减少 ICU 停留时间和住院时间。

欧洲卒中促进会（European Stroke Initiative，EUSI）2007 年关于卒中中心资源配置标准中指出高级卒中中心（comprehensive stroke center，CSC）应提供包括呼吸支持、血管成形术和支架植入术、去骨瓣减压术、脑室穿刺引流术和血肿清除术等侵入性治疗在内的所有监测和治疗措施，需要以上监护和治疗的绝大部分患者均需收入 NCU，50%以上的专家认为 CSC 和 PSC（primary stroke center，PSC）必须要具备 ICU[3]。国家卫生和计划生育委员会神经内科医疗质量控制中心 2015 年发表的《中国卒中中心建设指南》中指出：NCU 是 CSC 必备设施之一，是 PSC 可选设施之一[4]。

NCU 管理有三种模式，包括：封闭式、开放式以及介于两者之间的半封闭式 NCU。封闭式 NCU 由专职的 NCU 医师全面系统地管理患者，开放式 NCU 是指 ICU 医护人员与神经科医师共同管理患者。中华医学会神经病学分会神经重症协作组 2014 年发表的《神经重症监护病房建设中国专家共识》推荐大型教学医院在有条件的情况下，推荐封闭式 NCU，中小型医院推荐开放式 NCU，并对病房建设、医疗管理、设备配置、人员培训与资质制定了相应的标准，推荐的医师与床位比例最好达到（0.8 ~ 1.0）:1，护士与床位比例最好达到（2 ~ 3）:1[5]。

NCU 床位数应满足患者的需求，同时保证运行效率。

中华医学会重症医学分会发表的中国重症加强治疗病房（ICU）建设与管理指南（2006）指出[6]：ICU病床数量一般以医院病床总数的2%~8%为宜，可根据实际需要适当增加，每个ICU管理单元以8~12张床位为宜。欧洲重症学会2011年发表的《重症监护病房基本需求推荐意见：结构与组织》[7]指出ICU病床数至少为6张，最好为8~12张，如有多个小规模的ICU，建议整合为一个较大的ICU以提高效率，如ICU规模较大，可划分为若干个独立的、专门的管理单元，每个单元6~8张床位。

2013年一项关于不同模式的ICU医师配置对重症患者预后影响的系统分析[8]，纳入52项研究，结果表明与低强度医师配置（无重症医师或选择性由重症医师会诊）相比，高强度医师配置（如患者由一组重症医师领导的团队进行治疗或硬性规定由重症医师会诊）降低住院病死率（RR 0.83，95% CI 0.70~0.99）和ICU病死率（pooled RR 0.81，95% CI 0.68~0.96）、缩短住院（-0.17d，95% CI -0.31~-0.03d）和ICU住院时间（-0.38d，95% CI -0.55~-0.20d）。

EUSI 2007年发表的一项调查结果表明：对于PSC设备配置，75%以上的专家认为绝对需要配备心电监护，50%以上的专家认为绝对需要配备脉搏氧饱和度监测、血压监测和呼吸监测，50%以上的专家认为重要但不是绝对需要配备呼吸机和经颅多普勒超声[9]。美国神经重症协会2018年发表的神经重症监护病房建设标准指出[10]：NCU分为三个等级。一级NCU收治复杂的神经急危重症患者，提供全面监护、内科治疗和外科手术等多学科的诊疗方案，并且开展神经重症专科医师培训。二级 NCU 收治病情稳定的神经重症患者，并稳定急性患者病情后，与一级 NCU 建立联系。三级 NCU 对神经急症患者进行评估，经治疗病情稳定后，将患者转运至一级或二级 NCU。各级 NCU 均应具备血压自动监测技术、除颤仪、困难气道管理装置、气管内插管装置、紧急外科气道管理装置和呼吸机，一级和二级 NCU 应具备脑电图仪，一级 NCU 应具备经颅多普勒超声。

参考文献

［1］Kramer AH, Zygun DA. Do neurocritical care units save lives? Measuring the impact of specialized ICUs ［J］. Neurocrit Care, 2011, 14：329 – 33.

［2］Shah SO, Au YK, Rincon F, et al. Neurological Critical Care Services' Influence Following Large Hemispheric Infarction and Their Impact on Resource Utilization ［J］. J Crit Care Med (Targu Mures), 2018, 4 (1)：5 – 11.

［3］Leys D, Ringelstein EB, Kaste M, et al. The main components of stroke unit care：Results of a European expert survey ［J］. Cerebrovasc Dis, 2007, 23 (5 – 6)：344 – 52.

［4］国家卫生和计划生育委员会神经内科医疗质量控制中心. 中国卒中中心建设指南 ［J］. 中国卒中杂志, 2015, 10 (6)：499 – 507.

［5］中华医学会神经病学分会神经重症协作组. 神经重症监护病房建设中国专家共识 ［J］. 中华神经科杂志, 2014, 47 (4)：269 – 273.

[6] 中华医学会重症医学分会. 中国重症加强治疗病房（ICU）建设与管理指南（2006）[J]. 中国危重病急救医学, 2006, 18: 387-388.

[7] Valentin A, Ferdinande P, ESICM Working Group on Quality Improvement. Recommendations on basic requirements for intensive care units: structural and organizational aspects [J]. Intensive Care Med, 2011, 37 (10): 1575-87.

[8] Wilcox ME, Chong CA, Niven DJ, et al. Do intensivist staffing patterns influence hospital mortality following ICU admission? A systematic review and meta-analyses [J]. Crit Care Med, 2013, 41 (10): 2253-74.

[9] Leys D, Ringelstein EB, Kaste M, et al. The main components of stroke unit care: results of a European expert survey [J]. Cerebrovasc Dis, 2007, 23 (5-6): 344-52.

[10] Moheet AM, Livesay SL, AbdelhakT, et al. Standards for Neurologic Critical Care Units: A Statement for Healthcare Professionals from The Neurocritical Care Society [J]. Neurocrit Care, 2018, 29 (2): 145-160.

十六、重症脑卒中的质量控制指标

（一）营养支持质控指标

重症脑卒中患者由于意识障碍、吞咽障碍、神经源性胃肠功能障碍及严重系统并发症可增加营养风险或发生营养不足。营养不足又会导致原发疾病加重、并发症增多、住院时间延长、医疗费用增加及病死率增高，从而导致患者不良预后。重症脑卒中患者早期营养支持可以减少营养不足和严重并发症的发生，改善患者预后。

重症脑卒中患者急性期收住 NCU 应尽早进行营养风险筛查，明确是否存在营养风险，合理选择营养支持途径，早期给予肠内营养支持。具体质控指标建议如下：

1. 营养风险筛查率

定义：进行营养风险筛查的 NCU 患者数占同期 NCU 收治患者总数的比例。评估营养风险的常用筛查方法有：NRS2002 和 NUTRIC。

2. 肠内营养途径选择率

定义：进行肠内营养的 NCU 患者数占同期 NCU 收治的进行营养支持（肠内、肠外）患者总数的比例。肠内营养包括经口和管饲（鼻胃管、鼻肠管和经皮内镜下胃造瘘）喂养。

3. 早期（48 小时内）肠内营养支持实施率

定义：早期开始（48 小时内）肠内营养支持的 NCU 患者数占同期 NCU 收治患者总数的比例。

4. 证据和指南

重症脑卒中伴意识障碍或吞咽障碍患者由于进食减少，分解代谢大于合成代谢，常常合并营养不足和营养风险，有必要进行营养风险筛查以确定进一步的营养评估和营养支持方案。2003 年一项对 128 个随机对照研究的系统分析，采用 NRS2002 进行营养风险筛查的 8 944 例患者中，总分≥3 分并予以营养支持的患者良好结局比例明显增高[1]。国内多中心研究结果显示，神经内科住院患者营养风险的发生率为 21.2% ~ 41.5%，而其中仅有 14.4% ~ 31.1% 的患者得到营养支持[2, 3]。故推荐对重症脑卒中患者尽早采用 NRS2002 或 NUTRIC 进行营养风险的评估[4, 5]。

研究显示，肠内营养与肠外营养比较，可减少危重患者感染并发症的发生，缩短 ICU 住院时间[6, 7]。因此，无肠内营养禁忌证、耐受肠内营养患者首选肠内营养。2005 年急性卒中患者喂养和普通膳食研究结果显示，急性卒中伴有吞咽障碍患者早期 7 天内（平均发病 48 小时）肠内喂养比延迟喂养绝对死亡风险和不良临床结局减少[8]，故将早期（48 小时）肠内营养实施率作为质控指标之一。

肠内营养不耐受是指各种原因（大量胃潴留、呕吐、腹泻、腹胀、消化道出血、其他主观不适等）所致的肠内喂养中断、无法达到患者营养需求、肠内营养启动 72 小时后肠内营养途径未达到 20kcal/kg BW/day 的能量供给目标，或者因任何临床原因停止肠内营养。重症患者肠内营养耐受性评估的方法主要有 3 种：耐受性评分、GRV 和临床判断[5]。肠内营养不耐受会导致患者舒适度下降，反复的呕吐增加了吸入性肺炎的风险，腹泻加重肛周皮肤破溃的危险，改用肠外营养增加感染性并发症的发生，延迟患者达到营养目标的时间，严重影响患者预后。通过监测胃内容物残余量调整肠内营养泵注速度可减少重症卒中患者反流和误吸的发生[9]。通过肠内营养耐受性评估及时调整肠内营养支持，避免不恰当地改用肠外营养。

（二）DVT 监测与预防质控指标

重症脑卒中患者大多病情危重，存在意识障碍及肢体瘫痪，是深静脉血栓形成的高危人群。深静脉血栓形成的主要不良后果是肺动脉栓塞和血栓后综合征，它可以显著影响患者的生活质量，甚至导致死亡。因此，重症脑卒中患者需常规进行深静脉血栓风险评估，对存在深静脉血栓形成风险的患者，应结合具体情况采取相应的预防措施，并监测深静脉血栓的发生率以评价预防措施的实施情况及效果。

1. DVT 预防率

定义：进行 DVT 预防的 NCU 患者数占同期 NCU 收治患者总数的比例。DVT 预防措施包括药物预防（肝素或低分子肝素抗凝）和机械预防（肢体加压泵、梯度压力弹力袜或足部血管脉冲技术等）。

2. DVT 发生率

定义：发生 DVT 的 NCU 患者数占同期 NCU 收治患者

总数的比例。

3. 证据和指南

深静脉血栓形成的危险因素包括原发性因素和继发性因素。原发性因素包括：抗凝血酶缺乏、蛋白 C 缺乏、先天性异常纤维蛋白原血症、V 因子 Leiden 突变（活化蛋白 C 抵抗）、高同型半胱氨酸血症、纤溶酶原缺乏、抗心磷脂抗体阳性异常、异常纤溶酶原血症、纤溶酶原激活物抑制剂过多、蛋白 S 缺乏、凝血酶原 20210A 基因变异、XII因子缺乏等。继发性因素包括：髂静脉压迫综合征、血小板异常、损伤、骨折、手术与制动、脑卒中、瘫痪或长期卧床、长期使用雌激素、高龄、恶性肿瘤、中心静脉插管、肥胖、下肢静脉功能不全、心肺功能不全、吸烟、长时间乘坐交通工具、妊娠、产后、口服避孕药、克罗恩病、狼疮抗凝物、肾病综合征、人工血管或血管腔内移植物、血液高凝（红细胞增多症，巨球蛋白血症，骨髓增生异常综合征）、VTE 病史和重症感染等[10]。重症脑卒中患者常常存在多个危险因素，预防深静脉血栓形成是重要内容之一。主要的预防措施包括药物与物理预防，如普通肝素（unfractionated heparin，UFH）、低分子肝素（low-molecular-weight heparin，LMWH）、弹力加压袜（elastic compression stockings，CS）、间歇性静脉加压袜和间歇充气加压（Intermittent Pneumatic Compression，IPC）等。多个荟萃分析研究结果支持对缺血性卒中患者应用 LMWH 或 UFH 进行 DVT 药物预防，且 LMWH 较 UFH 有更好的临床效果[11-14]，而应用 CS 的证据尚不明确。运动是预防 DVT 的重要措施，如果患者病情稳定，没有相关禁忌证，如颅内压增加、病情恶化等证据，应尽早进行运动[15]，但重症脑卒中患者通常应结合具体情况而定。颅内出血患者推荐采用 IPC 和/或联合梯度加压袜（graduated compression stockings, GCS）预防 DVT[13, 16]，是否使用低分子肝素，应权衡 DVT、肺栓塞及再出血的风险进行个体化治疗。aSAH 患者应给予 UFH 预防 DVT，但不包括预计需要手术的不稳定破裂动脉瘤，手术处理或介入栓塞动脉瘤术后至少 24 小时后才能开始应用 UFH 预防 VTE。aSAH 患者入院应该立即使用 IPC 预防 VTE[17]。

研究显示 ICU 的成人患者，有临床表现的 DVT 和 PE 发生率在 20‰以上，即使进行药物预防其发生率仍有 14.5‰[18, 19]。脑卒中患者 PE 发生率高达 2.5%，而在卒中后的前 3 个月内，DVT 和 PE 的发生率分别为 2.5% 和 1.2%[20, 21]。两项大规模回顾性研究表明 ICH 患者的 VTE 风险可达急性缺血性卒中患者的 2~4 倍[22,23]。而神经重症病房的 VTE 发生率更高。重症脑卒中患者应根据临床表现、临床可能性评估（Wells 评分）、结合实验室检查及影像学检查明确 VTE 诊断[10]。

（三）医院获得性肺炎与多重耐药菌管理质控指标

医院获得性肺炎的发生加重患者病情，严重影响患者的预后，延长住院时间，增加患者、家庭和社会的经济负担，对医疗质量和社会安定造成重大影响，而不合理使用和滥用抗菌药物是导致多重耐药菌感染的主要原因。因此，医院获得性肺炎与多重耐药菌管理是医疗质量管理的重要内容。

1. NCU 医院获得性肺炎发病率

定义：医院感染新发病例是指观察期间发生的医院感染病例，即观察开始时没有发生医院感染，观察开始后直至结束时发生的医院感染病例，包括观察开始时已发生医院感染，在观察期间又发生新的医院感染的病例。医院获得性肺炎发病（例次）率是指 NCU 患者中发生医院获得性肺炎新发病例（例次）占同期住 NCU 患者总数的比例。

2. NCU 医院获得性肺炎病例漏报率

定义：应当报告而未报告的 NCU 医院获得性肺炎病例数占同期 NCU 应报告医院获得性肺炎病例总数的比例。

3. 多重耐药菌感染发现率

定义：多重耐药菌是指对三类或三类以上结构不同（作用机制不同）抗菌药物同时耐药（每类中一种或一种以上）的细菌。多重耐药菌主要包括：耐碳青霉烯类肠杆菌科细菌、耐甲氧西林金黄色葡萄球菌、耐万古霉素肠球菌、耐碳青霉烯鲍曼不动杆菌和耐碳青霉烯铜绿假单胞菌。NCU 多重耐药菌感染发现率是指多重耐药菌感染患者数（例次数）与同期 NCU 患者总数的比例。

4. 医务人员手卫生依从率

定义：受调查的 NCU 医务人员实际实施手卫生次数占同期 NCU 调查中应实施手卫生次数的比例。

5. NCU 患者抗菌药物使用率

定义：NCU 患者中使用抗菌药物（全身给药）患者数占同期 NCU 患者总数的比例。

6. NCU 抗菌药物治疗前病原学送检率

定义：以治疗为目的使用抗菌药物的 NCU 患者，使用抗菌药物前病原学检验标本送检病例数占同期 NCU 使用抗菌药物治疗病例总数的比例。病原学检验标本包括：各种微生物培养、降钙素原、白介素 - 6 等感染指标的血清学检验。

7. NCU 中呼吸机相关肺炎发病率

定义：呼吸机相关肺炎发生例数占同期 NCU 患者有创机械通气总天数的比例。单位：例/千机械通气日。

8. 证据和指南

重症脑卒中患者医院获得性肺炎的发生率高达 21% ~ 22%[24,25]。医院感染的发生是导致患者死亡的主要原因之一，控制措施包括：识别医院获得性肺炎高危人群、手卫生、严格执行预防措施、减少交叉感染、加强环境因素管理，特殊患者感染的预防包括：感染源及病原微生物监测、感染源监测、隔离、抗菌药物合理使用、早期营养支持和清除坏死组织等，免疫缺陷和移植患者是机会性感染的高危人群[26]。多重耐药菌感染的危险因素主要包括：危重患者入住 ICU、长期住院患者、既往接受抗菌药物治疗、插管或侵袭性操作（导尿管、中心静脉导管、经鼻胃管、人工气道 + 机械通气）和使用免疫抑制剂等。

医院感染监测通常以满足监测主体需要，能够客观、准确、灵敏地反映医院感染防控与管理风险和实践状况，由纳入监测目标体系的数据，以及由此类数据形成的监测指标的结果来描述。对负有医院感染监管责任的管理主体、开展医院感染质量管理与控制工作的医院感染具体管理人员、直接从事临床诊疗执业活动的医务人员、参与诊疗服务过程的利益相关者，以及从事医院感染监测相关系统开发、供应活动的服务商等都尤为重要。医院感染与多重耐药菌管理质控指标反映对医院感染的监测和防控能力及医疗质量管理水平[27-29]。

参考文献

[1] Kondrup J, Rasmussen HH, Hamberg O, et al. Nutritional risk screening (NRS 2002): a new method based on an analysis of controlled clinical trials [J]. Clin Nutr, 2003, 22: 321 - 336.

[2] 崔丽英, 陈海波, 宿英英, 等. 北京大医院神经科住院患者营养风险、营养不足、超重和肥胖及营养支持应用状况 [J]. 中国临床营养杂志, 2009, 17: 67 - 70.

[3] Shi Fang, Jianting Long, RongshaoTan, et al. A multicenter assessment of malnutrition, nutritional risk, and application of nutritional support among hospitalized patients in Guangzhou hospitals [J]. Asia Pac J Clin Nutr, 2013, 22 (1): 54 - 59.

[4] 中华医学会肠外肠内营养学分会神经疾病营养支持学组. 神经系统疾病肠内营养支持操作规范共识 (2011版) [J]. 中华神经科杂志, 2011, 44 (11): 787 - 791.

[5] McClaveSA, Taylor BE, Martindale RG, et al. Guidelines for the Provision and Assessment of Nutrition Support Therapy in the Adult Critically Ill Patient: Society of Critical Care Medicine (SCCM) and American Society for Parenteral and Enteral Nutrition (ASPEN) [J]. Journal of Parenteral and Enteral Nutrition, 2016, 40 (2): 159 - 211.

［6］Gramlich L, Kichian K, Pinilla J, et al. Does enteral nutrition compared to parenteral nutrition result in better outcomes in critically ill adult patients? A systematic review of the literature ［J］. Nutrition , 2004, 20: 843 – 848.

［7］ElkeG, van Zanten AR, Lemieux M, et al. Enteral versus parenteral nutrition in critically ill patients: an updated systematic reviews and meta-analysis of randomized controlled trials ［J］. Critical Care, 2016, 20; 117 – 131.

［8］Dennis MS, Lewis SC, Warlow C. Effect of timing and method of enteral tube feeding for dysphagic stroke patients (FOOD): a multicenter randomized controlled trial ［J］. Lancet, 2005, 365: 764 – 772.

［9］Chen S, Xian W, Cheng S, et al. Risk of regurgitation and aspiration in patients infused with different volumes of enteral nutrition ［J］. Asia Pacific Journal of Clincal Nutrition, 2015, 24 (2): 212 – 218.

［10］中华医学会外科学分会血管外科学组. 深静脉血栓形成的诊断和治疗指南（第三版）. 中华普通外科杂志 ［J］. 2017, 32 (9): 807 – 812.

［11］Sherman DG, Albers GW, Bladin C, et al. The efficacy and safety of enoxaparin versus unfractionated heparin for the prevention of venous thromboembolism after acute ischaemic stroke (PREVAIL Study): an open – label randomised comparison ［J］. Lancet, 2007, 369 (9570): 1347 – 1355.

［12］Dennis M, Sandercock P, Reid J, et al. The effect of graduated compression stockings on long – term outcomes after stroke: the CLOTS trials 1 and 2 [J]. Stroke, 2013, 44 (4): 1075 - 1079.

[13] Dennis M, Sandercock P, Reid J, et al. Effectiveness of intermittent pneumatic compression in reduction of risk of deep vein thrombosis in patients who have had a stroke (CLOTS 3): a multicenter randomized controlled trial [J]. Lancet, 2013, 382 (9891): 516 - 524.

[14] Sandercock PA, van den Belt AG, Lindley RI, et al. Antithrombotic therapy in acute ischaemic stroke: an overview of the completed randomized trials [J]. J Neurol Neurosurg Psychiatry, 1993, 56 (1): 17 - 25.

[15] Wijdicks EF, Sheth KN, Carter BS, et al. Recommendations for the management of cerebral and cerebellar infarction with swelling: a statement for healthcare professionals from the American Heart Association/American Stroke Association [J]. Stroke, 2014, 45 (4): 1222 - 1238.

[16] Jauch EC, Saver JL, Adams HP Jr, et al. Guidelines for the early management of patients with acute ischemic stroke: a guideline for healthcare professionals from the American Heart Association/American Stroke Association [J]. Stroke, 2013, 44 (3): 870 - 947.

[17] Nyquist P, Jichici D, Bautista C, et al. Prophylaxis of Venous Thrombosis in Neurocritical Care Patients: An Executive Summary of Evidence-Based Guidelines: A Statement for Healthcare Professionals From the Neurocritical Care Society and Society of Critical Care Medicine [J]. Crit Care Med,

2017, 45（3）: 476 - 479.

［18］Patel R, Cook DJ, Meade MO, et al. Burden of illness in venous thromboembolism in critical care: a multicenter observational study ［J］. J Crit Care, 2005, 20（4）: 341 - 347.

［19］Attia J, Ray JG, Cook DJ, et al. Deep vein thrombosis and its preventionin critically ill adults ［J］. Arch Intern Med, 2001, 161（10）: 1268 - 1279.

［20］Wijdicks EF, Scott JP. Pulmonary embolism associated with acute stroke ［J］. Mayo Clin Proc, 1997, 72（4）: 297 - 300.

［21］Indredavik B, Rohweder G, Naalsund E, et al. Medical complications in a comprehensive stroke unit and an early supported discharge service ［J］. Stroke, 2008, 39（2）: 414 - 420.

［22］Gregory PC, Kuhlemeier KV. Prevalence of venous thromboembolism in acute hemorrhagic and thromboembolic stroke ［J］. Am J Phys Med Rehabil, 2003, 82（5）: 364 - 349.

［23］Skaf E, Stein PD, Beemath A, et al. Venous thromboembolism in patients with ischemic and hemorrhagic stroke ［J］. Am J Cardiol, 2005, 96（12）: 1731 - 1733.

［24］Hilker R, Poetter C, Findeisen N, et al. Nosocomial pneumonia after acute stroke: implications for neurological intensive care medicine ［J］. Stroke, 2003, 34（4）: 975 - 981.

［25］Walter U, Knoblich R, Steinhagen V, et al. Predictors of pneumonia in acute stroke patients admitted to a neurological intensive care unit ［J］. J Neurol, 2007, 254（10）: 1323 – 1329.

［26］Yatin Mehta, Abhinav Guptal, Subhash Todi, et al. Guidelines for prevention of hospital acquired Infections ［J］. Indian Journal of Critical Care Medicine, 2014, 18（3）: 149 –163.

［27］付强, 刘运喜. 国家卫生计生委医院管理研究所. 医院感染监测基本数据集及质量控制指标集实施指南（2016 版）［M］. 北京: 人民卫生出版社, 2016: 8.

［28］国家卫生计生委. 重症医学专业医疗质量控制指标（2015 年版）［M］. 2015 年 3 月 31 日国卫办医函〔2015〕252 号发布.

［29］国家卫生计生委. 医院感染管理质量控制指标（2015 年版）［M］. 2015 年 3 月 31 日国卫办医函〔2015〕252 号发布.

（四）早期康复评估

1. 指导规范

制定重症脑卒中的早期康复治疗流程。在患者病情稳定（生命体征稳定, 48 小时内病情无进展）后, 评估病情及制订个体化的康复治疗方案。早期康复评估内容包括肢体瘫痪、吞咽功能、语言功能、认知功能、情感障碍、营养状态、心肺功能、膀胱功能、中枢性疼痛、下肢静脉血栓风险和压疮风险 11 个项目。早期康复治疗包括主动运动或被动运动及神经肌肉电刺激治疗。

2. 证据和指南

循证医学证实，卒中康复是降低致残率最有效的方法之一，是卒中组织化管理中的关键环节。卒中后有效的康复治疗能够加速康复的进程，减轻功能残疾，节约社会资源。卒中早期康复的根本目的是预防并发症，最大限度地减轻功能障碍和提高日常生活能力，促进患者回归家庭和社会。研究显示，综合康复功能的卒中单元能够降低卒中患者致死率和残疾率的20%[1-4]。

早期开始的康复治疗应包括：卧床期间的床上良肢位摆放、床上体位转移、关节活动度训练、床上坐位训练等。病情稳定后进行站立训练和行走训练，瘫痪肢体的肌力训练、抗痉挛治疗和语言功能康复等。

肢体瘫痪是卒中的主要临床表现，需要对瘫痪的肢体运动功能进行全面评估。Brunnstrom 分期、Fugl – Meyer 运动功能评定量表等是康复医学常用的评定量表，但是评估的过程长、要求高，并不适合多数重症卒中的患者，可以根据患者具体情况予以选择[2]。

卒中患者吞咽障碍的发生率为22%～65%，吞咽障碍可造成误吸、支气管痉挛和气道阻塞窒息等，并与脱水、营养不良和卒中相关性肺炎的风险升高有关[5]。早期诊断吞咽困难，有助于改变营养支持途径、避免营养不良及减少肺炎的发生。临床评估吞咽困难常用饮水试验，"洼田饮水试验"的方法是通过饮用30ml水来筛查患者有无吞咽障碍及其严重程度，阳性患者可以进一步选择仪器检查，视频透视吞咽检查（Videonuoroscopic Swallowing Study，VFSS）是诊断吞咽困难的"金标准"，但并不适合重症患者。纤维内镜吞咽功能检查（fiberoptic endoscopic evaluation of swallowing, FEES）可以在床边进行，作为 VFSS 的替代检查[6, 7]。重症卒中患者因口咽部功能减退，很容易出现误吸，因此在评估吞咽功能之前，暂时禁食[8, 9]。

卒中后认知障碍和早期偏侧忽略明显影响康复的预后，早期发现和干预偏侧忽略能有效促进卒中患者的功能恢复[10]。心肺功能影响康复的强度，呼吸功能的康复有助于促进排痰、减少肺炎的发生和提高患者整体功能[1, 11, 12]。卒中患者肩痛发生率为 5% ~ 84%，肩关节脱位发生率为 17% ~ 81%[13]，肩痛和肩关节脱位影响患者的睡眠和休息、阻碍主动康复训练，并可加重情绪低落。卒中患者发病 30 天内下肢深静脉血栓的发生率 13%，可导致致命性肺栓塞[14]。卒中后尿失禁发生率为 40% ~ 60%，大便失禁高达 40%，大小便失禁增加了压疮的风险，研究发现尿失禁与病死率相关，认知障碍可能是导致大小便失禁的原因之一[15]。

因此卒中早期康复评估应当涵盖与预后相关的各个方面。评估患者肢体瘫痪的分布、程度和肌张力改变，瘫痪肢体的关节活动度，能否进行主动运动，是否存在不适当的关节活动，是否有关节的脱位、疼痛、挛缩或运动受限，可参考使用 Brunnstrom 分期、Fugl-Meyer 运动功能评定量表、Fugl-Meyer 平衡量表、Asworth 痉挛评定量表等工具。应用饮水试验评估患者吞咽功能，推荐"洼田饮水试验"，阳性患者可以进一步选择仪器检查，如纤维内镜吞咽功能检查（FEES）。评估吞咽功能之前，暂时禁食。通过听说读写综合评估患者的语言功能，是否存在失语和构音障碍。应用简易精神状态检查（MMSE）、蒙特利尔认知评估量表（MoCA）筛查患者认知障碍，是否存在注意力、记忆力减退、失认症和失用症等，评估患者有无偏侧忽略。应用汉密尔顿抑郁量表（HAMD）和汉密尔顿焦虑量表（HAMA），或临床综合评估患者是否存在情感障碍。根据肱三头肌皮褶厚度（TSF）、上臂中点肌围（MAMC）和上臂中点周径（MAC）、血浆白蛋白、前白蛋白和肌酐等评估患者营养状况。根据心率、脑钠肽（BNP）和心脏超声检查等评估患者心脏功能。根据血氧分压、氧饱和度等评估患者呼吸功能。评估患者的下肢深静脉血栓风险，必要时选择血管超声诊断。应用 Braden 量表评估患者皮肤压疮风险。评估排尿后膀胱功能，进行膀胱认知检查。评估患者是否存在中枢性疼痛。

（五）病情严重程度校正的病死率

1. 指导规范

根据入住 NCU 或普遍病房的疾病严重程度，计算重症脑卒中患者的校正病死率（adjusted mortality）。疾病严重程度应选择急性生理功能和慢性健康状况评分系统（Acute Physiology And Chronic Health Evaluation Ⅱ，APACHE Ⅱ）或简化急性生理评分系统（Simple Acute Physiology Score Ⅲ，SAPS Ⅲ），联合 NIHSS 评分量表等进行评估，蛛网膜下腔出血的患者可选择世界神经外科医师联合会分级评分（World Federation of Neurological Surgeons，WFNS）、Hess – Hunt 分级评分或动脉瘤性蛛网膜下腔出血入院时预后评分（Prognosis on Admission of Aneuryamal Subarachoid

Haemorrhage，PAASH）等量表进行评估。校正病死率包括住院期间病死率（in-hospital mortality），ICU 病死率（ICU-mortality）和入院后 28 天或 30 天病死率等。

2. 证据和指南

病死率是反映疾病严重程度和医疗水平的重要指标，常用的指标有住院期间病死率、ICU 病死率、入院后 28 天或 30 天病死率等[16]。

在国际医疗质量指标体系（International Quality Indicators Project，IQIP）中，有关综合性医院医疗质量评价方面的指标共 21 类，其中包括 3 类病死率相关指标（住院患者、新生儿和围手术期病死率)[17]。美国医疗保健研究和质量局（Agency for Healthcare Research and Quality，AHRQ）的医疗质量评价指标体系中，将特定临床状况病死率（如急性脑卒中病死率）列为住院患者质控指标[18, 19]。经济合作与发展组织的医疗质量指标（Health Care Quality Indicator Project，HCQI）中，急诊治疗的临床医疗质量项目包括基于相关数据及非相关数据的出血性卒中和缺血性卒中的入院后 30 天病死率[20]。中国医疗质量评价指标体系（CHQIS）于 2005 年建立，在《三级综合医院医疗质量管理与控制指标（2011 版)》中包含 7 类指标，其中有住院死亡类指标（Inpatient Mortality Indicators），重点病种病死率（Mortality of Diseases）项目中含有脑出血住院病死率（脑出血住院死亡人数与同期脑出血出院人数之比）、脑梗死住院病死率（脑梗死住院死亡人数与同期脑梗死出院人数之比)[21]。

影响患者住院期间死亡的因素是多方面的，包括患者年龄、疾病严重程度、就诊时间延误和并发症等，还包括当前的医疗条件与服务质量。根据危重疾病病情严重程度校正病死率，能够客观地反映患者疾病的异质性。

在第一版《重症脓毒症和脓毒症休克指南》发布8年后，有研究调查了欧美186个ICU的情况，结果发现欧美ICU脓毒血症患者的"原始"病死率（crude mortality rates）有显著差异，欧洲和美国分别为41.1%和28.3%，但是当根据疾病严重程度进行调整后，这种差异并不存在[22]。一项来自澳大利亚和新西兰重症监护研究中心的研究，回顾分析了171个ICU（约占90%的ICU）共101 064例患者的资料，在对疾病严重程度、脓毒症发生风险、中心效应（center effect）和医院规模效应进行调整后发现，2000年至2012年所有脓毒症患者的住院病死率稳步下降，同时发现非脓毒血症患者的病死率也同样下降，分析后的结果提示，降低脓毒症病死率的关键是ICU整体医疗护理质量的提高，而不是诊疗程序的改变、早期或更广泛使用抗生素的结果[23-25]。

根据脑卒中疾病严重程度校正的结果，尚可进行脑卒中并发症等方面的比较。一项单中心研究比较2003年与2013年之间急性脑卒中患者的并发症发生率，根据严重程度调整后的结果显示，2013年与2003年相比，发生一个或多个并发症的OR为0.64（p = 0.035）。疾病中等程度患者（SSS评分30~44分）的并发症发生率从2003年的74%下降到2013年的45%，有统计学意义（p < 0.001）[26,27]。

IQIP中提出了基于"疾病诊断相关分组"（Diagnosis Related Groups，DRGs）统计住院病死率的方法，根据患者的疾病严重程度等统计每个诊断相关分组的病死率，以保证"病死率"数据排除医院不可控因素，从而能准确比较各医院和专业在医疗质量上的差距[28, 29]。风险调整（risk-adjusted）后的"期望—实际病死率"（observed-to-expected mortality）可以作为每个季度医疗服务绩效的重要指标[30]。

危重症患者常用的疾病严重程度评估工具有急性生理功能、慢性健康状况评分（acute physiology and chronic health evaluation，APACHE）和简化急性生理评分（simple acute physiology score，SAPS）等。APACHE 评分版本有 A-PACHE Ⅱ、APACHE Ⅲ和 APACHE Ⅳ，SAPS 评分版本有 SAPS Ⅱ和 SAPS Ⅲ，目前以 APACHE Ⅱ 和 SAPS Ⅲ在临床应用最广泛。危重疾病评分法以患者的急性生理改变、解剖学改变以及慢性疾病的病损因素等参数，通过赋值、加权、逻辑推理和复杂的数学运算，客观地量化疾病的严重程度并评估预后[30]。

评估脑卒中严重程度的工具有：美国国立卫生研究院卒中量表（NIHSS）、改良爱丁堡—斯堪的纳维亚评分量表（the Modified Edinburgh — Scandinavian Stroke Scale，MESSS）等，其中以 NIHSS 应用最为广泛。aSAH 的患者还应选择 Hess-Hunt 分级评分、动脉瘤性蛛网膜下腔出血入院时预后评分（Prognosis on Admission of Aneuryamal Subarachoid Haemorrhage，PAASH）或世界神经外科医师联合会分级评分（World Federation of Neurological Sur-geons，WFNS）等量表。

目前并无对重症脑卒中疾病严重程度评估的统一要

求，研究发现各种评分工具的单独使用或联合使用均与预后显著相关，不同的研究获得的结论有所不同。

（六）预后的随访

1. 指导规范

对重症脑卒中患者转出 NCU 或出院后进行随访，随访指标包括病死率、神经功能缺损状态（如 NIHSS 评分）、残疾状态如 MRS 评分和失能状态（如 Barthel Index，BI），随访时间为转出 NCU 时、出院时和发病后 30 天、3 个月、6 个月和 1 年等。

2. 证据和指南

随访的目的在于了解患者的转归、评估诊治效果，为改进医疗服务质量提供依据，同时强化患者的神经功能康复、完善卒中二级预防和强化对共存疾病的防治等。

国际上有关脑卒中临床研究的预后评估常选择病死率、生存率、NIHSS 评分、MRS 评分和 BI 等，随访时间常选择转出 NCU 时、出院时，发病后 30 天、3 个月、6 个月和 1 年等[31-34]。中国专家共识提出，随访评估指标至少应包括病死率、并发症、NIHSS 和 MRS 评分，以此了解诊治效果，并为住院期间制订、改进和完善诊治方案提供依据[35]。

有关病死率评估的要求见"病情严重程度校正病死率"。NIHSS 评分是最常用的脑卒中神经功能缺损评分量表，不仅用于各项临床试验中，还作为临床治疗的一部分[36-39]。此外，基线 NIHSS 评分可预测急性脑卒中患者的临床转归[40]。

改良 Rankin 量表（MRS）是最常用的脑卒中患者残障量表[41-43]。MRS 评估了患者的功能独立性，共分为 7 个等级[41]。MRS 作为脑卒中相关残障状态的一种评定工具和功能性影响的总体评定指标，广泛应用于临床研究中[39,44]。90 天的 MRS 评分被选择为静脉溶栓或血管内介入治疗有效性评估的"核心标准"[39]。MRS 特别强调患者的行走能力，侧重于生理功能，结果与 BI 评分密切相关[45]。

Barthel 指数（Barthel Index，BI）是最常用的脑卒中患者失能评估指标，BI 评定自理能力和躯体依赖的 10 个基本方面，BI 大于 60 表明患者在辅助下可以独立生活，BI 小于 40 表明患者存在严重的依赖性。在脑卒中研究中，BI 常作为一种结局评定工具[46]。

健康相关生活质量（Health-Related Quality of Life，HRQOL）反映了受急性或慢性疾病影响的患者在身体、情绪和社会方面的状况[47]，由于量表较为复杂，临床上较少使用。

参考文献

［1］中华医学会神经病学分会，中华医学会神经病学分会神经康复学组，中华医学会神经病学分会脑血管病学组. 中国脑卒中早期康复治疗指南［J］. 中华神经科杂志，2017，50（6）：405-12.

［2］Winstein CJ, Stein J, Arena R, et al. Guidelines For Adult Stroke Rehabilitation and Recovery：a guideline for healthcare professionals from the American HeartAssociation/American

Stroke Association [J]. Stroke, 2016, 47 (6): e98 - e169.

[3] 中国吞咽障碍康复评估与治疗专家共识组. 中国吞咽障碍康复评估与治疗专家共识 (2013 年版) [J]. 中华物理医学与康复杂志, 2013, 35 (12): 916 - 29.

[4] Langhome P, Fearon P, Ronning OM, et al. Stroke unit care benefits patients with intracerebral hemorrhage: systematic review and meta- analysis [J]. Stroke, 2013, 44 (11): 3044 - 9.

[5] White GN, O'Rourke F, Ong BS, et al. Dysphagia: causes, assessment, treatment, and management [J]. Geriatrics, 2008, 63 (5): 15 - 20.

[6] Permsirivanich W, Tipehatyotin S, Wongchai M, et al. Comparing the effects of rehabilitation swallowing therapy vs. neuronmscularelectrical stimulation therapy among stroke patients with persistent pharyngeal dysphagia: a randomized controlled study [J]. J Med AssoeThai, 2009, 92 (2): 259 - 265.

[7] Momosaki R, Abo M, Watanabe S, et al. Repetitive Peripheral Magnetic Stimulation With Intensive Swallowing Rehabilitation for Poststroke Dysphagia: An Open-Label Case Series [J]. Neuromodulation, 2015, 18 (7): 630 - 634.

[8] Kalil AC, Metersky ML, Klompas M, et al. Management of adults with hospital-acquired and ventilatorassociated pneumonia: 2016 clinical practice guidelines by the Infectious Diseases Society of America and the American Thoracic Society [J]. Clin Infect Dis, 2016, 63: e61 - e111.

[9] Mandell LA, Wunderink RG, Anzueto A, et al. In-

fectious diseases society of America/American Thoracic Society consensus guidelines on the management of community-acquired pneumonia in adults [J]. Clin Infect Dis, 2007, 44: S27 - S72.

[10] Chen P, McKenfla C, Kuflik AM, et al. Interdisciplinary communication in inpatient rehabilitation facility: evidence of under-documentation of spatial neglect after stroke [J]. Disabil Rehabil, 2013, 35 (12): 1033 - 1038.

[11] Song GB, Park EC. Effects ofchest resistance exercise and chest expansion exercise on stroke patients' respiratory function and trunk control ability [J]. J Phys Ther Sci, 2015, 27 (6): 1655 - 8.

[12] Messaggi-Sartor M, Guillen-Solà A, Depolo M, et al. Inspiratory and expiratory muscle training in subacute stroke: A randomized clinical trial [J]. Neurology, 2015, 85 (7): 564 - 72.

[13] Chatterjee S, Hayner KA, Arumugam N, et al. The California Tri-pull Taping Method in the Treatment of Shoulder Subluxation After Stroke: A Randomized Clinical Trial [J]. N Am J Med Sci, 2016, 8 (4): 175 - 82.

[14] Dennis M, Sandercock P, Graham C, et al. The Clots in Legs Or sTockings after Stroke (CLOTS) 3 trial: a randomized controlled trial to determine whether or not intermittent pneumatic compression reduces the risk of post-stroke deep vein thrombosis and to estimate its cost- effectiveness [J]. Health Technol Assess, 2015, 19 (76): 1 - 90.

[15] Kovindha A, Wattanapan P, Dejpratham P, et al.

Prevalence of incontinence in patients after stroke during reha-bilitation: a multi-center study [J]. J Rehabil Med, 2009, 41: 489 – 91.

[16] 江学成. 危重疾病严重程度评分临床应用和意义 [J]. 中国危重病急救医学, 2000, 12 (4): 195 – 7.

[17] 梁铭会, 舒婷, 焦亚辉. 美国的国际医疗质量指标体系 [J]. 中国医院, 2009, 13 (4): 14 – 7.

[18] 纪颖, 薛迪. 美国 AHRQ 医疗质量评价体系介绍 [J]. 中国卫生质量管理, 2015, 22 (5): 110 – 4.

[19] Engineer LD, Winters BD, Weston CM, et al. Hospital Characteristics and the Agency for Healthcare Research and Quality Inpatient Quality Indicators: A Systematic Review [J]. J Healthc Qual, 2016, 38 (5): 304 – 13.

[20] Yildiz Ö, Demirors O. Healthcare quality indicators: a systematic review [J]. Int J Health Care Qual Assur, 2014, 27 (3): 209 – 22.

[21] Kazandjian VA, Wood P, Lawthers J. Balancing science and practice in indicator development: the Maryland Hospital Association Quality Indicator (QI) project [J]. Int J Qual Health Care, 1995, 7 (1): 39 – 46.

[22] Levy MM, Artigas A, Phillips GS, et al. Outcomes of the Surviving Sepsis Campaign in intensive care units in the USA and Europe: a prospective cohort study [J]. Lancet Infect Dis, 2012, 12 (12): 919 – 24.

[23] Kaukonen KM, Bailey M, Suzuki S, et al. Mortality related to severe sepsis and septic shock among critically ill pa-

tients in Australia and New Zealand, 2000—2012 [J]. JA-MA, 2014, 311 (13): 1308 – 16.

[24] Knaus WA, Draper EA, Wagner DP, et al. A-PACHE Ⅱ: a severity of disease classification system [J]. Crit Care Med, 1985, 13 (10): 818 – 29.

[25] Knaus WA, Wagner DP, Draper EA, et al. The A-PACHE Ⅲ prognostic system: risk prediction of hospital mortality for critically ill hospitalized adults [J]. Chest, 1991, 100 (6): 1619 – 36.

[26] Bovim MR, Askim T, Lydersen S, et al. Complications in the first week after stroke: a 10-year comparison [J]. BMC Neurol, 2016, 16 (1): 133.

[27] Ranzani OT, Shankar-Hari M, Harrison DA, et al. A Comparison of Mortality From Sepsis in Brazil and England: The Impact of Heterogeneity in General and Sepsis-Specific Patient Characteristics [J]. Crit Care Med, 2018.

[28] Dew MA, DiMartini AF, Dobbels F, et al. The 2018 ISHLT/APM/AST/ICCAC/STSW recommendations for the psychosocial evaluation of adult cardiothoracic transplant candidates and candidates for long-term mechanical circulatory support [J]. Psychosomatics, 2018, 10.

[29] Fang MC, Coca Perraillon M, Ghosh K, et al. Trends in stroke rates, risk, and outcomes in the United States, 1988 to 2008 [J]. Am J Med, 2014, 127 (7): 608 – 15.

[30] Salluh JI, Soares M. ICU severity of illness scores: APACHE, SAPS and MPM [J]. Curr Opin Crit Care, 2014,

20 (5)：557 −65.

［31］Hacke W, Kaste M, Bluhmki E, et al. Thrombolysis with alteplase 3 to 4. 5 hours after acute ischemic stroke ［J］. N Engl J Med, 2008, 359 (13)：1317 − 29.

［32］National Institute of Neurological Disorders and Stroke rt-PA Stroke Study Group. Tissue plasminogen activator for acute ischemic stroke ［J］. N Engl J Med, 1995, 333 (24)：1581 −7.

［33］Nogueira RG, Jadhav AP, Haussen DC, et al. Thrombectomy 6 to 24 Hours after Stroke with a Mismatch between Deficit and Infarct ［J］. N Engl J Med, 2018, 378 (1)：11 −21.

［34］Albers GW, Marks MP, Kemp S, et al. Thrombectomy for Stroke at 6 to 16 Hours with Selection by Perfusion Imaging ［J］. N Engl J Med, 2018, 378 (8)：708 −718.

［35］中华医学会神经病学分会神经重症协作组，中国医师协会神经内科医师分会神经重症专委会. 大脑半球大面积梗死监护与治疗中国专家共识 ［J］. 中华医学杂志，2017, 97 (9)：645 −52.

［36］Brott T, Adams HP Jr, Olinger CP, et al. Measurements of acute cerebral infarction：a clinical examination scale ［J］. Stroke, 1989, 20 (7)：864 −70.

［37］Goldstein LB, Bertels C, Davis JN. Interrater reliability of the NIH stroke scale ［J］. Arch Neurol, 1989, 46 (6)：660 −6.

［38］Wityk RJ, Pessin MS, KaplanRF, et al. Serial assessment of acute stroke using the NIH Stroke Scale ［J］. Stroke, 1994, 25 （2）: 362 -5.

［39］ Leifer D, Bravata DM, Connors JJ 3rd, et al. Metrics for measuring quality of care in comprehensive stroke centers: detailed follow-up to Brain Attack Coalition comprehensive stroke center recommendations: a statement for healthcare professionals from the American Heart Association/American Stroke Association ［J］. Stroke, 2011, 42 （3）: 849 -77.

［40］ Adams HPJr, Davis PH, Leira EC, et al. Baseline NIH Stroke Scale score strongly predicts outcome after stroke: A report of the Trial of Org 10172 in Acute Stroke Treatment （TOAST） ［J］. Neurology, 1999, 53 （1）: 126 -31.

［41］ Van Swieten JC, Koudstaal PJ, Visser MC, et al. Interobserver agreement for the assessment of handicap in stroke patients ［J］. Stroke, 1988, 19 （5）: 604 -7.

［42］ New PW, Buchbinder R. Critical appraisal and review of the Rankin scale and its derivatives ［J］. Neuroepidemiology, 2006, 26 （1）: 4 -15.

［43］ Saver JL, Filip B, Hamilton S, et al. Improving the reliability of stroke disability grading in clinical trials and clinical practice: the Rankin Focused Assessment （RFA） ［J］. Stroke, 2010, 41 （5）: 992 -5.

［44］ Kuklina E, Callaghan W. Chronic heart disease and severe obstetric morbidity among hospitalisations for pregnancy in the USA: 1995—2006 ［J］. BJOG, 2011, 118 （3）: 345 -52.

［45］ De Haan R, Horn J, Limburg M, et al. A comparison of five stroke scales with measures of disability, handicap, and quality of life [J]. Stroke, 1993, 24 (8): 1178 – 81.

[46] Quinn TJ, Langhorne P, Stott DJ. Barthel index for stroke trials: development, properties, and application [J]. Stroke, 2011, 42 (4): 1146 – 51.

[47] Williams LS. Health-related quality of life outcomes in stroke [J]. Neuroepidemiology, 1998, 17 (3): 116 – 20.

脑卒中重症管理

参与编写作者单位
（按首字母排序）

安徽省立医院   北京天坛医院

长沙市第一医院   华中科技大学同济医院

吉林大学第一医院   空军军医大学西京医院

陆军军医大学大坪医院   南方医科大学南方医院

上海市第十人民医院   首都医科大学宣武医院

四川大学华西医院   新疆维吾尔自治区人民医院

中南大学湘雅医院   郑州大学第一附属医院